Körperdysmorphe Störung

Fortschritte der Psychotherapie
Band 72

Körperdysmorphe Störung

Jun.-Prof. Dr. Andrea S. Hartmann, Dr. Anja Grocholewski, Prof. Dr. Ulrike Buhlmann

Andrea S. Hartmann
Anja Grocholewski
Ulrike Buhlmann

Körperdysmorphe Störung

hogrefe

Jun.-Prof. Dr. rer. nat. Andrea S. Hartmann. Psychologische Psychotherapeutin (Verhaltenstherapie). Seit 2013 Juniorprofessorin für Klinische Psychologie und Psychotherapie an der Universität Osnabrück.

Dr. rer. nat. Anja Grocholewski. Psychologische Psychotherapeutin (Verhaltenstherapie). Seit 2013 geschäftsführende Leitung der Spezialambulanz für Körperdysmorphe Störungen der Hochschulambulanz für Forschung und Lehre der TU Braunschweig und seit 2017 Leitung der Ausbildungsambulanz des WSPP.

Prof. Dr. rer. nat. Ulrike Buhlmann. Psychologische Psychotherapeutin (Verhaltenstherapie). Seit 2013 Professorin für Klinische Psychologie und Psychotherapie sowie wissenschaftliche Leiterin der Hochschul- sowie Ausbildungsambulanz an der Westfälischen Wilhelms-Universität Münster, inkl. Leitung einer Spezialambulanz für Körperdysmorphe Störungen.

Bibliografische Information der Deutschen Nationalbibliothek
Die Deutsche Nationalbibliothek verzeichnet diese Publikation in der Deutschen Nationalbibliografie; detaillierte bibliografische Daten sind im Internet über http://dnb.dnb.de abrufbar.

Hogrefe Verlag GmbH & Co. KG
Merkelstraße 3
37085 Göttingen
Deutschland
Tel. +49 551 999 50 0
Fax +49 551 999 50 111
verlag@hogrefe.de
www.hogrefe.de

Satz: Beate Hautsch, Göttingen
Druck: Media-Print Informationstechnologie GmbH, Paderborn
Printed in Germany
Auf säurefreiem Papier gedruckt

1. Auflage 2019

(E-Book-ISBN [PDF] 978-3-8409-2669-3; E-Book-ISBN [EPUB] 978-3-8444-2669-4)
ISBN 978-3-8017-2669-0
http://doi.org/10.1026/02669-000

Inhaltsverzeichnis

1 Beschreibung der Körperdysmorphen Störung[1]

Übermäßige Sorgen über einen wahrgenommenen Makel in der Erscheinung

Von der Körperdysmorphen Störung (KDS) betroffene Menschen leiden an übermäßigen Sorgen über einen oder mehrere wahrgenommene Makel ihres Körpers. Andere Personen hingegen nehmen diesen Makel in den meisten Fällen gar nicht wahr, oder er wirkt für sie nur sehr unscheinbar. Die Betroffenen finden allerdings sehr starke Worte für die Beschreibung des wahrgenommenen Makels, wie beispielsweise „hässlich", „abscheulich" oder „Monster". Gewöhnlich machen sie sich über mehrere Körperteile Sorgen, und die im Fokus stehenden Körperregionen können über den Verlauf der Störung auch variieren. Durchschnittlich stehen über den Verlauf der Störung hinweg sechs bis sieben Körperregionen im Fokus. Meistens liegt der Fokus auf dem Gesicht oder Kopfbereich wie Unebenheiten der Haut, einer zu krummen Nase oder Asymmetrien der Augen (Phillips, McElroy, Keck, Pope & Hudson, 1993). Die gedankliche Beschäftigung mit dem Aussehen ist sehr zeitintensiv und wird als unkontrollierbar empfunden. Eine beträchtliche Anzahl von Betroffenen leidet an bis zu wahnhaften Überzeugungen bzgl. ihres Aussehens, das heißt, sie haben Schwierigkeiten zu erkennen, dass sie in Realität nicht entstellt oder makelhaft aussehen. Einige Betroffene leiden auch unter Beziehungsideen, das heißt, sie sind davon überzeugt, dass andere hinter ihrem Rücken aufgrund ihres Aussehens negativ über sie sprechen oder sie auslachen. Interessanterweise wurde wiederholt gezeigt, dass sich Betroffene mit wahnhafter und nicht wahnhafter Symptomatik in den meisten demografischen und klinischen Variablen (Krankheitsbeginn, Verlauf, Phänomenologie) nicht unterscheiden. Es gibt lediglich Hinweise darauf, dass wahnhafte Betroffene schwerere Symptome aufweisen. Im Verlauf der Störung kann sich das Ausmaß der Einsicht einer Person auch verändern, wobei die Ursachen, Auslöser und Häufigkeiten für diese Schwankungen bislang noch nicht bekannt sind.

Zwanghafte, repetitive Verhaltensweisen, um Makel zu untersuchen, zu verstecken oder zu verändern

Neben den aussehensbezogenen Sorgen sind zwanghafte, repetitive Verhaltensweisen typisch für die KDS. Diese Verhaltensweisen zielen darauf ab, den wahrgenommenen Makel zu untersuchen, zu verstecken oder zu verändern. Typisch ist hierbei für die KDS das Kontrollieren des Aussehens in Spiegeln oder anderen widerspiegelnden Oberflächen wie Schaufenstern oder Auto-

1 Alle im Folgenden genutzten Beschreibungen zu Personen sind als geschlechtsneutral zu verstehen außer es wird ausdrücklich anders vermerkt.

rückspiegeln. Einige Betroffene überprüfen ihr Aussehen bis zu mehrere Stunden täglich vor dem Spiegel, bevor sie das Haus verlassen. Weitere typische Verhaltensweisen sind das Tarnen (z. B. durch das Tragen von Hüten, Sonnenbrillen oder langen Hosen), exzessives Haare kämmen, übermäßiges Auftragen von Make-Up, Zupfen der Haut oder Rückversichern bei anderen Menschen (z. B. „Ist meine Nase schief?“). Auch mentale Handlungen wie das Vergleichen des wahrgenommenen Makels mit den entsprechenden Körperregionen bei anderen Menschen kommen häufig vor. Viele Betroffene zeigen zudem auch Vermeidungsverhalten. Dieses kann Spiegel betreffen aber auch tägliche Aktivitäten wie z. B. Einkaufen oder Situationen, in denen der mutmaßliche Makel der Öffentlichkeit exponiert wird (wie z. B. an den Strand gehen oder Kleidung kaufen). Die Vermeidung kann so schwerwiegend werden, dass die Betroffenen ihr Zuhause aufgrund starker Angst vor negativer Bewertung durch andere gar nicht mehr verlassen (z. B. nicht mehr zur Arbeit oder zur Schule gehen).

Vermeidung von Situationen, in denen der Makel zu negativer Bewertung führen könnte

Fallbeispiel: Frau M.

Die 37-jährige Frau M. kommt nach zwei „missglückten“ Schönheitsoperationen auf Bitten ihres Lebensgefährten in die Behandlung. Sie findet, dass ihre Nase zu lang und zu dick sei, ihre Haut unrein, und ihre Haare seien zu dünn und würden nur herunterhängen. Außerdem habe sie viel zu viel Busen, und ihr Bauch stehe vor „wie bei einer Schwangeren im 7. Monat“. Früher hätte sie gedacht, dass sie X-Beine habe, aber mittlerweile fände sie ihre Beine im Vergleich zum restlichen Körper „annehmbar“. Nun habe sie ihre Nase zweimal korrigieren lassen, und obwohl sowohl der ästhetisch-plastische Chirurg als auch ihr Partner mit dem Ergebnis sehr zufrieden seien, könne sie selbst kaum einen Unterschied zu vorher feststellen. Sie verstehe gar nicht, warum beide diesen Makel so herunterspielen, ein Blick in den Spiegel bestätige ihr doch jedes Mal wieder, dass sie mit ihren Sorgen nicht übertreibe. Außerdem sei sie sich auch sicher, dass andere Menschen sie bedauerten aufgrund ihres Aussehens und hinter ihrem Rücken über sie lachten.

Jeden Tag verbringe sie mehrere Stunden vor dem Spiegel. Da sie den Anblick ihres gesamten Körpers nicht ertrage, ziehe sie sich zunächst komplett an, so dass sie dann wenigstens „nur“ den Kopf sehen müsse. Zum Anziehen wähle sie stets weit fallende Kleidung aus, die keinerlei Körperkonturen erkennen ließe. Das eigentliche Spiegelritual beinhalte dann ein exzessives Ausreinigen der Haut, ein ausgeklügeltes Schminkritual zur optischen Verkleinerung der Nase, sowie mehrfaches waschen, föhnen, kämmen und mit Haarspray fixieren der Haare. Dabei könne es schon mal sein, dass sie fünf Stunden Zeit benötige. Wenn sie am Ende jedoch nicht einigermaßen zufrieden sei, fühle sie sich nicht in der Lage, das Haus zu verlassen. Aufgrund dessen habe sie ihre Arbeit verloren und lebe von den Einkünften ihres Partners. Einerseits leide sie darunter, andererseits sei sie aber auch froh, dass sie nicht mehr zur Arbeit gehen müsse, denn nun müsse sie ja außer ihrem Partner kein Mensch mehr sehen. Das Haus verlasse sie nur noch, wenn es gar nicht anders gehe, z. B. für die Besuche beim ästhetisch-plastischen Chirurgen.

Die Symptome der KDS unterliegen zum Teil auch gewissen Kultur- und Geschlechterunterschieden. So betreffen die im Fokus stehenden Körperbereiche bei asiatischen Frauen (vs. Frauen europäischer Herkunft) eher das glatte Haar sowie die vermeintlich dunkle Haut und weniger die Figur. Bisher liegen jedoch noch keine Studien zu einer entsprechenden Untersuchung bei Männern vor. Generell zeigen sich Geschlechterunterschiede hinsichtlich der im Fokus stehenden Körperregionen. Während Männer sich eher Sorgen über ihre Genitalien, die Körperstatur und dünner werdendes Haar machen, sind Frauen eher besorgt über ihre Haut, Bauch, Gewicht, Brust, Po, Hüften, Beine, Zehen sowie Körper- und Gesichtsbehaarung. Generell scheinen sich Frauen insgesamt über mehr Körperbereiche Sorgen zu machen als Männer. Auch im Bereich der repetitiven Verhaltensweisen konnten Geschlechterunterschiede gezeigt werden. Während bis zu 25 % der betroffenen Männer (vs. 10 % der Frauen) exzessives Gewichtheben betreiben, zeigen Frauen vermehrt repetitive Verhaltensweisen wie Tarnen (97 %), Überprüfung durch Spiegel (93 %), Kleiderwechsel (53 %) oder Zupfen der Haut (53 %).

Geschlechtsunterschiede hinsichtlich im Fokus stehender Körperteile

Eine häufiger bei Männern vorkommende Unterform der KDS ist die Muskeldysmorphie (MD), die durch die Hauptsorge charakterisiert ist, zu schmal gebaut bzw. nicht muskulös genug zu sein (Pope, Gruber, Choi, Olivardia & Phillips, 1997). Die spezifischen Symptome schließen zwanghaftes und exzessives Gewichtheben sowie strenges Festhalten an speziellen Trainingsabläufen und konkreten Ernährungsplänen ein. Oftmals kommt es bei der MD auch zur Einnahme von leistungssteigernden Substanzen wie anabolen Steroiden, vermehrten Körper- und Spiegelkontrollen sowie Vermeidung von Situationen, in welchen der eigene Körper zur Schau gestellt wird.

Subtyp Muskeldysmorphie

Darüber hinaus treten vor allem im asiatischen Kulturkreis zwei kulturspezifische Störungsbilder auf, die mit der KDS in Verbindung gebracht werden. Koro ist eine überwiegend in Südostasien beschriebene Störung, während Taijin Kyofusho vor allem in Japan berichtet wird. Koro wird in der Kategorie „Andere näher bezeichnete Zwangsstörung und verwandte Störungen" im DSM-5 (American Psychiatric Association [APA], 2013) beschrieben. Die Störung kennzeichnet sich durch eine plötzliche und intensive Angst der betroffenen Männer, dass der Penis in den Körper zurücktreten und dies zum Tod führen könnte. Entsprechende Sicherheitsverhaltensweisen sind u. a. das wiederholte Ziehen am Penis. Bei den wenigen weiblichen Fällen mit Koro richtet sich die Besorgnis auf die Vulva oder die Brustwarzen.

Taijin Kyofusho, im DSM-5 im Glossar kulturell gebundener Leidenskonzepte aufgeführt, beschreibt eine Phobie, die Gemeinsamkeiten mit der Sozialen Angststörung aufweist. Betroffene sind besorgt darüber, dass ihr Körper bzw. Teile davon, ihr Geruch oder eigene Handlungen andere stören oder negative Gefühle bei anderen auslösen könnte. Taijin Kyofusho kann in vier Subtypen aufgeteilt werden, wobei zwei davon starke Ähnlichkeiten mit der KDS aufweisen. Der Subtyp Shubo-Kyufo beschreibt die Angst vor einem deformierten Körper und wird als eine der Anderen näher bezeichneten Zwangsstörungen und verwandten Störungen im DSM-5 beschrieben. Der Subtyp Jikoshu-Kyofu hingegen ist charakterisiert durch die Angst, einen sehr aufdringlichen Körpergeruch zu verbreiten. Dies wird auch als olfaktorische Referenzstörung beschrieben, die ebenfalls als Unterform der KDS im Rahmen der Revision des DSM diskutiert, aber aufgrund des mangelnden Forschungsstandes nicht aufgenommen wurde. Generell besteht der Unterschied zwischen den beiden Subtypen des Tajin Kyofushu und der KDS darin, dass im asiatischen Kulturkreis sich die Angst darauf bezieht, andere zu beleidigen oder bei diesen negative Gefühle auszulösen statt (wie in den westlichen Kulturkreisen) selbst negativ bewertet zu werden.

Hohe Rate an Suizidgedanken und -versuchen

Die mit der KDS einhergehenden Beeinträchtigungen beziehen sich oftmals auf soziale Kontakte (z. B. das Vermeiden von Partys), partnerschaftliche Beziehungen (u. a. das Vermeiden intimer Beziehungen oder sexueller Kontakte) sowie schulischer oder beruflicher Situationen und können bis zur völligen Isolation führen. Weiterhin definiert sich die KDS durch eine hohe Rate an Suizidgedanken und -versuchen. So zeigen u. a. Phillips und Kollegen (1993), dass bis zu 81 % der Betroffenen im Laufe ihres Lebens unter Suizidgedanken leiden, und mehrere Studien weisen mittlerweile darauf hin, dass jeder vierte Betroffene irgendwann im Laufe des Lebens versucht, sich aufgrund der Sorgen um das Aussehen das Leben zu nehmen. In zwei repräsentativen deutschlandweiten Umfragen berichteten bis zu 31 % der KDS (vs. ~3,5 % der nicht-KDS) Betroffenen, derzeit Suizidgedanken wegen des Aussehens zu haben (Buhlmann et al., 2010; Rief, Buhlmann, Wilhelm, Borkenhagen & Brähler, 2006). 7,2 % (2006) bzw. 22,2 % (2010) gaben an, wegen des Aussehens schon mindestens einmal einen Suizidversuch unternommen zu haben (im Gegensatz zu 1 % bzw. 2,1 % der nicht betroffenen Befragten).

Merke

Die Kernsymptome der KDS bestehen aus aussehensbezogenen Sorgen, die wahnhafte Ausmaße annehmen können, sowie repetitiven Denk- und Verhaltensweisen, um das Aussehen zu verändern und / oder Situationen oder Menschen zu vermeiden, die die Sorgen auslösen könnten. Je nach Kultur oder Geschlecht des Betroffenen können die Sorgen und Verhaltensweisen unterschiedlich ausgestaltet sein.

1.1 Geschichte der Diagnose der KDS

Symptome der KDS bereits seit über 100 Jahren beschrieben

Die KDS-Symptomatik wird in der Literatur bereits seit über 100 Jahren beschrieben (griechisch: dysmorphia = die Hässlichkeit insbesondere des Gesichts; in einem griechischen Mythos bezeichnet Dysmorphia das hässliche Mädchen von Sparta). In der europäischen, japanischen und russischen Literatur wurde die Symptomatik hauptsächlich unter der Bezeichnung Dysmorphophobie beschrieben. Sowohl Kraepelin (1909) als auch Janet (1903) beschrieben das Dysmorphophobische Syndrom und klassifizierten es als eine zwanghafte Neurose.

In der Internationalen statistischen Klassifikation der Krankheiten und verwandter Gesundheitsprobleme (ICD) der Weltgesundheitsorganisation (WHO) erschien das Störungsbild erstmals in der 10. Version von 1992 (ICD-10, 1992). Hier wird (vgl. Tabelle 1 für Kriterien) der Begriff Dysmorphophobie als andere Bezeichnung für die KDS-Unterform der Hypochondrischen Störung genannt. In der dritten Version des DSM aus dem Jahr 1980 wurde die KDS als ein Beispiel einer atypischen somatoformen Störung beschrieben, allerdings noch ohne spezifische diagnostische Kriterien und ohne wahnhaften Subtyp (APA, 1980). Zum ersten Mal wurde die KDS als distinkte Störung im Kapitel der Somatoformen Störungen in der revidierten dritten Version des DSM aufgeführt (APA, 1987).

1.2 Aktuelle diagnostische Kriterien

In der ICD-10 (WHO, 1992) wird die KDS aktuell als Unterform der Hypochondrie (F45.2) im Kapitel der Somatoformen Störungen klassifiziert. Die einzelnen diagnostischen Kriterien sind in Tabelle 1 ersichtlich. Im Falle wahnhafter Überzeugungen hinsichtlich des eigenen Aussehens kann die Störung gemäß ICD-10 als Anhaltende wahnhafte Störung (F22) des körperlichen Typs verortet werden.

Im DSM-5 wird die KDS unter anderem aufgrund ihrer Ähnlichkeit in Phänomenologie, Epidemiologie und effektiven Behandlungsstrategien mit der Zwangsstörung im Kapitel der Zwangs- und verwandten Störungen geführt. Im Unterschied zur gemischten Präsentation mit der hypochondrischen Störung in der ICD-10 stellt die KDS hier ein eigenständiges Störungsbild dar[2]. Auch werden im DSM-5 nicht nur die Sorgen und das daraus erwachsende Rückversicherungsverhalten als Kriterium aufgeführt, es wird darüber hinaus auch das Verhalten beschrieben, das zur Neutralisierung der Sorgen gezeigt wird (beispielsweise Vermeidung aber auch Versuche, das eigene Aussehen zu verbes-

---

2 Es sei darauf verwiesen, dass in der in Kürze erscheinenden ICD-11 die KDS ebenso wie im DSM-5 in die Kategorie Zwangs- und verwandte Störungen eingeordnet werden wird.

sern, zu manipulieren oder zu verändern). Zusätzlich besteht die Möglichkeit, das Ausmaß der Einsicht in Bezug auf die mit der KDS verbundenen Annahmen zu kodieren sowie zu spezifizieren, ob eine Muskeldysmorphie vorliegt.

Tabelle 1: Diagnostische Kriterien der Körperdysmorphen Störung nach ICD-10 (WHO, 1992) und nach DSM-5 (APA/Falkai et al., 2015)

ICD-10 (F45.22)	DSM-5[3]
A. Entweder 1. oder 2.: 1. Eine mindestens sechs Monate anhaltende Überzeugung an höchstens zwei schweren körperlichen Krankheiten (von denen mindestens eine spezielle von den Patienten benannt sein muss) zu leiden. 2. Anhaltende Beschäftigung mit einer vom Betroffenen angenommenen Entstellung oder Missbildung (Dysmorphophobie).	A. Übermäßige Beschäftigung mit einem oder mehreren wahrgenommenen Mängeln oder Defekten im äußeren Erscheinungsbild, die für andere nicht erkennbar sind oder geringfügig erscheinen.
B. Die ständige Sorge um diese Überzeugung und um die Symptome verursacht andauerndes Leiden oder eine Störung des alltäglichen Lebens und veranlasst die Patienten, um medizinische Behandlungen oder Untersuchungen (oder entsprechende Hilfe von Laienheilern) nachzusuchen.	B. Im Verlauf der Störung hat die Person in Reaktion auf die Befürchtungen bezüglich des Aussehens sich wiederholende Verhaltensweisen (z. B. Überprüfung im Spiegel, übermäßige Körperpflege, Hautzupfen/-quetschen, Rückversicherungsverhalten) oder mentale Handlungen (z. B. Vergleich des Aussehens mit dem von anderen) ausgeführt.
C. Hartnäckige Weigerung, die medizinische Feststellung zu akzeptieren, dass keine ausreichende körperliche Ursache für die körperlichen Symptome bzw. Entstellung vorliegt. Vorübergehende Akzeptanz der ärztlichen Mittelung allenfalls für kurze Zeiträume bis zu einigen Wochen oder unmittelbar nach einer medizinischen Untersuchung spricht nicht gegen diese Diagnose.	C. Die übermäßige Beschäftigung verursacht in klinisch bedeutsamer Weise Leiden oder Beeinträchtigungen in sozialen, beruflichen oder anderen wichtigen Funktionsbereichen.
D. Ausschlussvorbehalt: Die Störung tritt nicht ausschließlich während einer Schizophrenie oder einer ver-	D. Die übermäßige Beschäftigung mit dem äußeren Erscheinungsbild kann nicht besser durch Befürchtungen in Bezug auf

3 Abdruck erfolgt mit Genehmigung aus der deutschen Ausgabe des Diagnostic and Statistical Manual of Mental Disorders, Fifth Edition © 2013, Dt. Ausgabe: © 2015, American Psychiatric Association. Alle Rechte vorbehalten.

Tabelle 1: (Fortsetzung)

wandten Störung (F2, insbesondere F22) oder einer affektiven Störung (F3) auf.	Körperfett oder -gewicht erklärt werden, wie sie bei Personen auftreten, deren Symptomatik die diagnostischen Kriterien für eine Essstörung erfüllt.
	Bestimme ob: *Mit Muskeldysmorphie:* Die Person ist übermäßig beschäftigt mit der Vorstellung, dass ihr Körper zu klein oder nicht ausreichend muskulös gebaut ist. Diese Zusatzcodierung kann auch genutzt werden, wenn die Person sich übermäßig mit anderen Körperbereichen beschäftigt, was häufig der Fall ist.
	Bestimme ob: Gebe das Ausmaß der Einsicht in Bezug auf die mit der Körperdysmorphen Störung verbundenen Annahmen (z. B. „Ich sehe hässlich aus" oder „Ich sehe entstellt aus") an. • *Mit guter oder angemessener Einsicht:* Die Person erkennt, dass die mit der Körperdysmorphen Störung verbundenen Überzeugungen definitiv nicht, wahrscheinlich nicht oder möglicherweise nicht der Realität entsprechen. • *Mit wenig Einsicht:* Die Person denkt, dass die mit der Körperdysmorphen Störung verbundenen Überzeugungen wahrscheinlich der Realität entsprechen. • *Mit fehlender Einsicht/Wahnhaften Überzeugungen:* Die Person ist vollkommen davon überzeugt, dass die mit der Körperdysmorphen Störung verbundenen Überzeugungen der Realität entsprechen.

1.3 Epidemiologische Daten

Punktprävalenz von 2,9 %

Epidemiologische Studien in den USA und Deutschland ergaben vergleichbare Punktprävalenzen der KDS in der Allgemeinbevölkerung nach DSM-IV von 1,7 bis 3,2 % (Rief et al., 2006; Koran, Aboujaoude, Large & Serpe, 2008; Buhlmann et al., 2010; Brohede, Wingren, Wijma & Wijma, 2015; Schieber, Kollei, de Zwaan & Martin, 2015; vgl. auch Tabelle 2). Eine weitere repräsentative deutschlandweite Untersuchung konnte diese Prävalenzraten auch nach DSM-5-Kriterien replizieren (2,9 %; Schieber et al., 2015), wobei bei jüngeren Kohorten leicht erhöhte Punktprävalenzen vorlagen (18 bis 24 Jahre:

4,4 %; 25 bis 34 Jahre: 4,2 %; 35 bis 44 Jahre: 3,7 %; 45 bis 54 Jahre: 1,4 %; Koran et al., 2008; 18 bis 30 Jahre: 3,4 %; 31 bis 45 Jahre: 1,6 %; 45 bis 60 Jahre: 1,3 %; Brohede et al., 2015). Hinsichtlich des Geschlechts zeigte sich eine annähernde Gleichverteilung mit einem leichten Übermaß an Frauen.

Geschlechter-gleichverteilung bei der Prävalenz

Tabelle 2: Punktprävalenzraten von KDS in der Allgemeinbevölkerung

Studie	Zugrunde liegende diagnostische Kriterien	Punktprävalenz	Geschlechts-spezifische Punktprävalenz
Rief et al., 2006; Deutschland	DSM-IV	1,7 %	Frauen: 1,9 % Männer: 1,4 %
Koran et al., 2008; USA	DSM-IV	2,4 %	Frauen: 2,5 % Männer: 2,2 %
Buhlmann et al., 2010; Deutschland	DSM-IV	1,8 %	Frauen: 2,0 % Männer: 1,5 %
Brohede et al., 2015; Schweden	DSM-IV	2,1 %	nur Frauen eingeschlossen
Schieber et al., 2015; Deutschland	DSM-IV DSM-5	3,2 % 2,9 %	4,4 % vs. 1,7 % 4,2 % vs. 1,3 %

Hohe Behandlungsbarrieren bei KDS-Betroffenen

In einer internationalen Studie, bei der Betroffene mit einer KDS (nach Selbstangaben) im Rahmen einer Onlineerhebung nach möglichen Behandlungsbarrieren gefragt wurden, wurde lediglich bei 23 % der Teilnehmenden die KDS zuvor diagnostiziert (Buhlmann, 2011). Folgende Gründe wurden für die Nicht-Inanspruchnahme einer Behandlung genannt:

- fehlendes Nachfragen nach aussehensbezogenen Sorgen seitens der Mitarbeiter des Gesundheitssystems;
- Scham, die aussehensbezogenen Sorgen zu offenbaren;
- Skepsis gegenüber der Effektivität einer psychotherapeutischen bzw. psychiatrischen Behandlung;
- Wunsch, das Problem selbst in den Griff zu bekommen;
- sich noch nicht bereit für eine Therapie zu fühlen;
- Überzeugung, dass „niemand das Problem verstehen würde";
- Wunsch nach Behandlungsmaßnahmen, die den wahrgenommenen Makel tatsächlich beseitigen (z. B. ästhetisch-chirurgische Eingriffe, dermatologische Behandlungen);
- keinen Zugang zu einer entsprechenden Therapie zu haben, die Kosten nicht selbst tragen zu können oder über keine entsprechende Krankenversicherung zu verfügen.

In spezifischen Subgruppen sind die Prävalenzen von KDS deutlich erhöht. Eine kürzlich publizierte Studie berechnete für unterschiedliche Stichproben gewichtete Prävalenzen (Veale, Gledhill, Christodoulou & Hodsoll, 2016). Im Vergleich zu den gewichteten Prävalenzraten in der erwachsenen Allgemeinbevölkerung (1,9 %) sowie unter Jugendlichen (2,2 %) und Studierenden (3,3 %), lag die Prävalenz bei erwachsenen und jugendlichen stationär-psychiatrischen Patienten bei jeweils 7,4 % und bei erwachsenen ambulant-psychiatrischen Patienten bei 5,8 %. Höhere KDS-Prävalenzraten finden sich auch in kosmetisch-medizinischen Behandlungssettings. So zeigen sich u. a. in dermatologischen (insbesondere kosmetischen) Settings Punktprävalenzen von 8 bis 15 %, während aus chirurgischen (vor allem plastisch-ästhetischen und nicht rekonstruktiven) Settings Raten von 3 bis 20 % berichtet werden. Wenngleich die meisten Daten per Selbstbericht erhoben wurden, konnten die wenigen auf strukturierten klinischen Interviews beruhenden Studien die erhöhten Prävalenzraten in kosmetisch-medizinischen Behandlungssettings bestätigen. Gewichtete Prävalenzraten für KDS in unterschiedlichen dermatologischen und chirurgischen Settings lagen hier bei 5,2 % (Kieferorthopädie / kosmetische Zahnmedizin) bis 20,1 % (rhinoplastische Chirurgie; Veale et al., 2016).

Höhere KDS-Prävalenzraten in psychiatrischen und kosmetisch-medizinischen Stichproben

Merke

Epidemiologische Studien legen nahe, dass KDS deutlich häufiger auftritt als verwandte psychische Störungen wie Zwangsstörungen, Essstörungen und Psychosen. Allerdings besteht bei der KDS ein großes Problem der Fehl- bzw. fehlenden Diagnostik, das heißt die KDS wird oftmals nicht adäquat erkannt. In klinischen Stichproben wird ein in stationäre Behandlung aufgenommener KDS-Patient häufig nicht korrekt diagnostiziert, sondern erhält oftmals eine andere (ggf. komorbid bestehende) Diagnose.

Üblicherweise liegt der Störungsbeginn in der Adoleszenz. In einer Reihe von unabhängigen Stichproben berichteten Erwachsene mit KDS konsistent einen mittleren Störungsbeginn von 16 Jahren, wobei subklinische Symptome bereits um das 13. Lebensjahr begannen (z. B. Bjornsson et al., 2013). Insgesamt weisen 66 bis 70 % der Betroffenen einen Störungsbeginn vor dem 18. Lebensjahr auf.

Störungsbeginn in der Adoleszenz

1.4 Verlauf und Prognose

Die KDS nimmt unbehandelt meistens einen chronischen Verlauf (z. B. Phillips, Pagano, Menard & Stout, 2006). In einer einjährigen prospektiven Studie lag die Wahrscheinlichkeit einer Vollremission lediglich bei 9 %, die einer Teilremission bei 21 % (Phillips et al., 2006). Eine weitere Verlaufsstudie über einen Zeitraum von vier Jahren fand eine kumulative Wahrscheinlichkeit von

Unbehandelt chronischer Verlauf

20 % für eine Voll- und 55 % für eine Teilremission in einer Stichprobe von 166 KDS Betroffenen, von denen allerdings 67 % innerhalb des Studienverlaufs eine psychotherapeutische bzw. psychiatrische Behandlung in Anspruch nahmen. Prädiktoren für Voll- und Teilremission waren eine geringere Schwere der Symptomatik bei Aufnahme, eine kürzere Störungsdauer und das Alter (Erwachsene hatten eine schlechtere Prognose als Adoleszente). Die kumulativen Wahrscheinlichkeiten für einen Rückfall lagen bei 42 % bei Betroffenen mit Voll- und bei 63 % bei Betroffenen mit Teilremission. Prädiktoren für einen Rückfall waren die Schwere der Symptome und ein jüngeres Alter bei Störungsbeginn (je schwerer die Symptome bzw. je jünger das Alter bei Störungsbeginn, desto wahrscheinlicher ein Rückfall). Insgesamt zeigt das Störungsbild also eine hohe Chronizität, eine gezielte Erkennung und wirksame Behandlung ist dementsprechend von großer Wichtigkeit.

1.5 Differenzialdiagnostik

Differenzialdiagnostik: Zwangs-, soziale Angst-, Ess- und depressive Störungen

Differenzialdiagnostisch sollten vor allem Zwangs-, Soziale Angst-, Ess- und Depressive Störungen in Betracht gezogen werden (APA, 2013); eine akkurate Abgrenzung der KDS zu diesen Störungsbildern stellt oftmals eine Herausforderung dar (vgl. hierzu auch die Karte „Differenzialdiagnostischer Prozess der Körperdysmorphen Störung“ am Ende des Buches). Sowohl die Zwangsstörung als auch die KDS zeichnen sich durch intrusive Gedanken sowie repetitive Verhaltensweisen aus. Zudem ähneln sich Störungsbeginn, Geschlechterverhältnis und Störungsverlauf. Wichtig ist es, zur Abgrenzung beider Störungsbilder insbesondere auf den Inhalt der intrusiven Gedanken zu achten (äußerliche Erscheinung vs. sich zu kontaminieren oder jemandem Schaden zuzufügen etc.). Darüber hinaus sind Betroffene mit KDS weniger häufig verheiratet, zeigen eher Suizidgedanken und -handlungen und weisen häufiger schädlichen Substanzkonsum auf. Zudem scheinen komorbide Depressionen und Soziale Angststörungen bei der KDS im Verlauf früher aufzutreten als bei der Zwangsstörung. Für eine vertiefte Information über eine (komorbide) Zwangsstörung und deren Behandlung wird auf Reinecker (2009) verwiesen.

Mit der Sozialen Angststörung verbindet die KDS die Angst vor und die Vermeidung von sozialen Situationen sowie damit einhergehender Emotionen wie Scham, Angst vor negativer Bewertung und Zurückweisung. Außerdem ähneln sich Störungsbeginn, Geschlechterverteilung und Krankheitsverlauf (Fang & Hofmann, 2010). Die KDS scheint sich zudem interessanterweise im Ausmaß der sozialen Angst in Leistungssituationen nicht von der Sozialen Angststörung zu unterscheiden. Zur differenzialdiagnostischen Abgrenzung sollte auch hier der Fokus auf den genauen Inhalt der Befürchtungen gelegt werden (äußere Erscheinung vs. peinliche negativ zu evaluierende Verhaltensweisen ohne primären Bezug zum eigenen Aussehen). Zudem treten bei der Sozialen Angststörung in der Regel keine zwanghaften Verhaltensweisen auf. Auch hier wird für eine vertiefte Information und zur Behandlung der Sozialen Angststörung das Manual von Stangier, Clark, Ginzburg und Ehlers (2016) empfohlen.

Mit den Essstörungen verbindet die KDS ein negatives und verzerrtes Körperbild sowie ein hohes Ausmaß an Körperunzufriedenheit (Hartmann, Greenberg & Wilhelm, 2013). Weiterhin zeigen Betroffene beider Störungsbilder repetitive Verhaltensweisen wie das Kontrollieren des Äußeren in Spiegeln, das Abmessen betroffener Körperteile, das Verstecken des Körpers sowie das übermäßige Sport treiben. Bei der KDS fehlen jedoch auf das Körpergewicht oder Essverhalten bezogene Kriterien wie Gewichtsverlust, restriktives Essverhalten, Essattacken oder selbstinduziertes Erbrechen. Während sich bei Essstörungen die Befürchtungen primär auf die Körperform und das Gewicht beziehen, können Inhalt der KDS-typischen Befürchtungen den ganzen Körper betreffen, beziehen sich in der Regel jedoch auf den Kopf/das Gesicht. Außerdem hat sich gezeigt, dass Betroffene mit KDS mehr Vermeidungsverhalten zeigen und häufiger wahnhafte Gedanken haben. Des Weiteren zeigt die Geschlechterverteilung eine deutliche Überproportionalität der Frauen bei Essstörungen bei einem annähernd ausgeglichenen Geschlechterverhältnis bei der KDS. Einen weiteren Überblick über (komorbide) Essstörungen findet sich in unterschiedlichen Manualen zu Essstörungen (Jacobi, Paul & Thiel, 2004), zur Binge-Eating-Störung (Tuschen-Caffier & Hilbert, 2016) und zu Bulimia nervosa (Svaldi & Tuschen-Caffier, 2018).

Depressive Störungen teilen mit der KDS einen niedrigen Selbstwert, Angst vor Zurückweisung und Gefühle der Wertlosigkeit (APA, 2013). Allerdings zeigen sich bei depressiven Störungen keine zugrunde liegenden Zwangsgedanken und -verhaltensweisen. Zudem scheint der Störungsbeginn der KDS früher zu liegen und der Verlauf chronischer zu sein (Richards, 2011). Informationen zu depressiven Störungen und Hinweise zur Behandlung kann in Hautzinger (1998) gefunden werden.

Im ICD-10 ist die KDS aktuell noch unter der Hypochondrie subsumiert. Die Befürchtungen im Rahmen der Hypochondrie beziehen sich jedoch im Gegensatz zur KDS primär auf die Sorge, eine schwerwiegende (häufig letal verlaufende) Krankheit zu haben. Überprüfende Verhaltensweisen wie das Abtasten des Körpers, Gewichtskontrolle, Absuchen der Haut nach Veränderungen, Sichtung von Ausscheidungen, Messung von Blutdruck und Puls beziehen sich bei der Hypochondrie auf krankhafte Veränderungen des Körpers und nicht auf wahrgenommene hässliche Körperstellen (Allen & Hollander, 2004). Beide Gruppen fragen nach Rückversicherungen, Betroffene mit KDS eher bei nahestehenden Personen, diejenigen mit Hypochondrie eher bei Angehörigen des Gesundheitssystems. Während beide Störungen (wenn unbehandelt) typischerweise chronisch verlaufen, tritt die Hypochondrie mit einem durchschnittlichen Störungsbeginn von 26 Jahren jedoch deutlich später auf. Erläuterungen zur Behandlung der Krankheitsangst sind in Bleichhardt und Martin (2010) dargestellt.

1.6 Komorbidität

Bei Komorbidität beeinträchtigteres Funktionsniveau, vermehrte Suizidalität und geringeres Ansprechen auf Psychopharmaka

Die in Kapitel 1.5 bereits erwähnte Schwierigkeit der Differenzialdiagnostik bei KDS wird dadurch weiter verkompliziert, dass viele dieser möglichen Differenzialdiagnosen häufig komorbid mit der KDS auftreten. Wie bei den meisten psychischen Störungen ist eine vorliegende Komorbidität mit einer stärkeren Beeinträchtigung des Funktionsniveaus, vermehrter Suizidalität sowie einem geringeren Ansprechen auf Psychopharmaka assoziiert (Gunstad & Phillips, 2003). Die häufigsten Komorbiditäten bei der KDS sind nach Veale und Neziroglu (2010) depressive Störungen (Punktprävalenz 8 bis 69 %, Lebenszeitprävalenz 41 bis 82 %), Substanzmissbrauch / -abhängigkeit (Punktprävalenz 2 bis 17 %, Lebenszeitprävalenz 30 bis 36 %), Soziale Angststörungen (Punktprävalenz 16 bis 69 %, Lebenszeitprävalenz 12 bis 54 %), Zwangsstörungen (Punktprävalenz 6 bis 38 %, Lebenszeitprävalenz 14 bis 78 %) und Essstörungen, vor allem Anorexia Nervosa (Punktprävalenz 4 bis 19 %, Lebenszeitprävalenz 4 bis 22 %).

Außerdem treten Persönlichkeitsstörungen lebenszeitlich bei 39 % der Betroffenen auf, insbesondere Persönlichkeitsstörungen aus Cluster C (vermeidende, dependente und zwangshafte Persönlichkeitsstörung, z. B. Ruffolo, Phillips, Menard, Fay & Weisberg, 2006).

2 Entstehungs- und aufrechterhaltende Faktoren und Störungsmodelle

Multifaktorielle Ätiologie

Wie auch bei anderen psychischen Störungen werden bei der KDS die möglichen Ursachen zur Entstehung der Störung auf biopsychosozialer Ebene beschrieben. Man geht davon aus, dass an der Entstehung der KDS entwicklungs-, psychosoziale, kognitive, verhaltens-, neuropsychologische und neurobiologische Faktoren beteiligt sind (Feusner, Neziroglu, Wilhelm, Mancusi & Bohon, 2010).

Zwillings- und Familienstudien legen einen gewissen genetischen Anteil bei der Entstehung der Störung nahe. Insgesamt 8 % der erstgradigen Verwandten von Personen mit KDS litten irgendwann in ihrem Leben auch an einer KDS, was ein 3- bis 4-fach höheres Risiko im Vergleich zur Allgemeinbevölkerung darstellt. Auch eine Zwillingsstudie, die auf die Untersuchung genetischer Veranlagung körperdysmorpher Befürchtungen (ohne zwingende Diagnose einer KDS) abzielte, kam zu dem Ergebnis, dass genetische Faktoren ca. 44 % der Varianz körperdysmorpher Befürchtungen aufklären. Wenig ist zu spezifischen Genen bekannt. Die bislang einzige Studie in diesem Bereich konnte Auffälligkeiten am $GABA_{A\text{-}\gamma 2}$-Rezeptorgen feststellen. Weitere Studien zeigen Auffälligkeiten im frontostriatalen System sowie bzgl. der Serotoninfunktion. Bildgebende Verfahren weisen auf eine abnorme visuelle Informationsverarbeitung mit einem Fokus auf Details in Gesichts- und Objektwahrnehmung hin. Diese Befunde lassen allerdings offen, ob diese Auffälligkeiten als Ursache oder aufrechterhaltender Faktor der KDS zu verstehen sind.

Zwillings- und Familienstudien legen einen genetischen Anteil nahe

Psychologische Überlegungen zur KDS schließen unter anderem verschiedene Formen der Konditionierung bzw. Lernens mit ein. Im Speziellen wird die Entstehung und Aufrechterhaltung der KDS einerseits durch operante Konditionierung gekoppelt mit sozialem Lernen (Entwicklung von Werten und Überzeugungen bezüglich Attraktivität und positive Verstärkung der Person für sein Erscheinungsbild) erklärt. Andererseits soll auch klassische Konditionierung die Entstehung der KDS erklären, z. B. wenn eine Person aufgrund von Hänseleien negative Gefühle empfindet und der Kontext der Hänselei (bestimmte Wörter, das Bild im Spiegel) mit dem negativen Gefühl gekoppelt wird. Durch eine Konditionierung höherer Ordnung kann die Konditionierung von einer Körperstelle auf andere Körperteile generalisiert werden. Im weiteren Verlauf führen Rituale und Vermeidung zu einer Reduktion der negativen Gefühle. Dadurch wird die Symptomatik negativ verstärkt, und Realitätstestungen finden nicht mehr statt. Bisher fehlen jedoch entsprechende Studien, die diese lerntheoretisch begründeten Konzepte bzgl. der Entstehung und Aufrechterhaltung der KDS überprüfen.

Konditionierungsprozesse an Entstehung beteiligt

Weiterhin gibt es zahlreiche Studien zu Persönlichkeits-, kognitiven, Wahrnehmungs- und emotionalen Faktoren, die bei der Entstehung bzw. Aufrechterhaltung der KDS eine Rolle spielen könnten. Bezüglich Persönlichkeitsfaktoren wurde gezeigt, dass Personen mit KDS ein hohes Ausmaß an Perfektionismus, Neurotizismus und ein geringes Maß an Extraversion aufweisen.

Vulnerabilitätsfaktoren sind Perfektionismus, Neurotizismus und kognitive Auffälligkeiten

Ebenso charakteristisch für die KDS sind dysfunktionale Gedanken und Einstellungen wie „Wenn ich hässlich bin, werde ich niemals jemanden kennenlernen“ oder „Wenn ich unattraktiv bin, bin ich nichts wert“. Auch tendieren Personen mit KDS im Vergleich zu psychisch gesunden Personen dazu, ihre eigene Attraktivität zu unterschätzen und die anderer zu überschätzen sowie mehrdeutige soziale Situationen negativ verzerrt zu interpretieren (z. B. „Die Bedienung kommt nicht sofort an meinen Tisch, weil ich so entstellt bin“). In

Bezug auf die Bewertung emotionaler Gesichtsausdrücke tendieren die Betroffenen insbesondere in selbstbezogenen Situationen dazu, neutrale Ausdrücke als ärgerlich oder abweisend fehlzuinterpretieren. Dies könnte die häufig vorkommenden Beziehungsideen („Der macht sich gerade über mich lustig, weil ich hässlich bin") mit erklären. Weitere Studien weisen darauf hin, dass bei der KDS generell Schwierigkeiten in der Emotionserkennung bestehen, unabhängig von der gezeigten Emotion.

Die KDS wird weiterhin mit einer priorisierten Informationserarbeitung für das Detail (vs. holistische Aspekte) assoziiert. So lässt sich beobachten, dass sich Personen mit KDS (vs. psychisch Gesunde) nach Darbietung einer komplexen Figur, die aus verschiedenen geometrischen Elementen besteht, eher an Details als an das Ganze erinnern. Dieser Befund wurde von bildgebenden Studien (siehe oben) bestätigt. Blickbewegungsstudien weisen darauf hin, dass KDS-Betroffene im Vergleich zu Personen mit Sozialer Angststörung und psychisch Gesunden sowohl im eigenen Gesicht als auch in fremden Gesichtern häufiger auf Detailregionen sehen, die als makelbehaftet beurteilt werden (z. B. Grocholewski, Kliem & Heinrichs, 2012).

Mehr aussehensbezogene Hänseleien erlebt

Zu den sozialen Faktoren zählen u. a. interpersonale und kulturelle Aspekte. Als bedeutsamer interpersonaler Aspekt spielen Hänseleien, insbesondere bzgl. der äußeren Erscheinung oder Kompetenz, eine Rolle und sind positiv mit dem Schweregrad der KDS assoziiert. Als dahinterstehender Mechanismus wird angenommen, dass Betroffene lernen, dass „gutes" Aussehen besonders verstärkt wird und sich dadurch eine übermäßige Wichtigkeit von physischer Attraktivität entwickelt. Die Frage nach der Schönheit ist jedoch kein neuzeitliches Phänomen, sondern läutete u. a. bereits die Geschichte des trojanischen Krieges sowie den Beginn der Literatur des Abendlandes ein. So stellt die äußere Erscheinung auch in der heutigen Gesellschaft ein Schlüsselcharakteristikum zum Erlangen von Erfolg und Akzeptanz dar. Das zeigt sich auch durch die ständig wachsende Anzahl kosmetisch-medizinischer Behandlungen: Im Länder-Ranking der 25 Nationen mit den meisten durchgeführten chirurgischen und nicht chirurgischen Behandlungen 2016 befinden sich die USA an erster, Deutschland immerhin an neunter Position. Zudem sind die Maßnahmen heute sicherer und erschwinglicher als noch vor 20 Jahren. Die Beschäftigung mit bzw. die Investition in das eigene Aussehen ist also sozial erwünscht. Es wird hierbei diskutiert, ob diese Entwicklung ein zum Teil durch die Medien kreiertes Phänomen ist, indem diese ein Umfeld schaffen, in dem Attraktivität für Intelligenz und moralisches Verhalten steht und gleichzeitig Schönheitsideale aufzeigen, und was zu tun ist, um diese Ziele zu erreichen.

Keine kulturellen Unterschiede in Prävalenz, aber bei Makelregionen

Generell scheinen kulturelle Unterschiede allerdings wenige Auswirkungen auf die Prävalenz der KDS zu haben. Ethnische Unterschiede zeigen sich vermutlich eher in der betroffenen Makelregion (z. B. zeigen sich asiatisch-stämmige Amerikaner besorgter bezüglich Haut und Haaren als kaukasisch-stämmige Amerikaner).

Während all die genannten Faktoren wichtige Informationen darstellen, die dem Patienten an geeigneter Stelle zur Erklärung vermittelt werden können, erklärt keiner der Faktoren abschließend die Entstehung und Aufrechterhaltung der KDS, schon gar nicht für sich allein genommen. Für die Therapie ist es zudem erforderlich, die jeweils relevanten Faktoren mit dem Patienten herauszuarbeiten und in ein individualisiertes ätiologisches Modell zu integrieren.

Ein individualisiertes Modell ist abzuleiten

Ausgewählte Störungsmodelle

Im Zentrum des *Informationstheoretischen Modells von Stangier und Gieler* (1997) steht die Annahme, dass einzelne Körpermerkmale von Personen mit KDS aufgrund einer erhöhten selektiven Aufmerksamkeit eher wahrgenommen werden. Basierend auf der Annahme, dass nur „perfekt aussehen" auch schön ist, werden die Körpermerkmale als hässlich fehlbewertet. Die Betroffenen fokussieren sich auf diese Merkmale und beschäftigen sich entsprechend übermäßig stark damit. Dies löst negative Gefühle wie Ekel oder Trauer aus. Im Sinne einer emotionalen Schlussfolgerung bestätigt das Auftreten des negativen Gefühls die vorgenommene Fehlbewertung. Es folgt darauf der Wunsch, negative Gefühle zu reduzieren und dafür den Makel zu verändern (Kontrollrituale, Sicherheitsverhaltensweisen und Suche nach das Aussehen verändernder Behandlung) oder sich möglichen Bewertungssituationen gar nicht erst auszusetzen (Vermeidung). Diese Verhaltensweisen wirken durch den temporären Wegfall der damit verbundenen negativen Gefühle kurzfristig verstärkend und treten in der Folge vermehrt auf. Allerdings führt das dazu, dass die Annahmen, die die Betroffenen während der Beschäftigung mit dem Makel treffen („Jeder wird mich auslachen, so wie ich aussehe" oder „Alle werden die Bar verlassen, sobald ich reinkomme, weil ich so abscheulich hässlich bin") keiner Realitätstestung unterzogen werden, so dass keine Unterbrechung dieses Teufelskreises stattfinden kann. Das heißt: Kurzfristig wirken die Verhaltensweisen positiv, da sie den Betroffenen vom negativen Gefühl entlasten. Langfristig halten sie die Symptomatik aufrecht und können außerdem zu Folgeproblemen wie sozialem Rückzug bis hin zur Isolation und Depression (aufgrund des Gefühls der Hilf- und Hoffnungslosigkeit, nichts an der Situation verändern zu können) führen. Rückzug und Depression können dann wiederum laut Stangier und Gieler (1997) auch die veränderten kognitiven Aufmerksamkeits-, Wahrnehmungs- und Interpretationsprozesse, die oben beschrieben wurden, verstärken.

Auch das *Störungsmodell von Veale* (2002) legt einen starken Fokus auf kognitive Elemente, wie z. B. negative Bewertungen des eigenen Körperbildes, selektive Aufmerksamkeitsprozesse und erhöhte Selbstaufmerksamkeit. Ein weiterer zentraler Aspekt sind in diesem Störungsmodell jedoch mentale Bilder, die durch bestimmte Auslöser (z. B. den Blick in den Spiegel) ausgelöst werden. Durch die negative Bewertung des eigenen Aussehens und die mentalen Bilder (in denen sich die Person z. B. sieht, wie sie von anderen wegen der großen Nase gehänselt wird) kommt es zu negativer Stimmung wie Scham, Angst oder Ärger sowie zu Sicherheitsverhalten und Vermeidung. Negative Stimmung und Sicherheitsverhalten / Vermeidung beeinflussen sich wiederum gegenseitig, so dass es zu einem verstärkten Bewusstsein für negative Gefühle kommt. Gefühle und Sicherheitsverhalten / Vermeidung führen wiederum zu verstärkter Selbstaufmerksamkeit und erhöhtem Bewusstsein für bestimmte Körpermerkmale und für das mentale Bild.

Brunhoeber (2009) schlägt vor, mit Patienten ein *integratives Modell* zu erarbeiten. Dieses Störungsmodell legt zugrunde, dass sich die KDS in vier Phasen entwickelt. Es wird davon ausgegangen, dass bereits in der Kindheit defizitäre Bewältigungskompetenzen z. B. durch ungünstige familiäre Einflüsse erworben werden (Phase I). Diese zeigen sich dann besonders in den Lebensabschnitten, für die besondere, spezifische Anforderungen bestehen (z. B. Pubertät). In diesen Entwicklungsphasen (Phase II) setzt eine Orientierungsreaktion ein, in der Betroffene nach Ursachen für erlebtes Versagen sowie nach Lösungen suchen. In Folge dessen kann es dann zur Symptomausbildung kommen, wenn die Betroffenen ihr Aussehen als Ursache und Lösung für das erlebte Versagen ausmachen und beginnen, starken Einfluss auf das äußere Erscheinungsbild nehmen zu wollen (Phase III). Dadurch, dass nun zunehmend Sicherheitsverhalten und Vermeidung eingesetzt werden, werden langfristig andere Handlungsalternativen sowie korrigierende Erfahrungen verhindert, und das Aussehen wird nach und nach zum zentralen Indikator der Identität (Phase IV).

Im *Störungsmodell von Wilhelm, Phillips und Steketee* (2013) wird nach Diathese (Lebenserfahrung, Persönlichkeitsstil, biologische Faktoren) und auslösenden Faktoren (Stress, abwertende Kommentare, körperliche Veränderungen) unterschieden. Im Kern des Modells stehen kognitive Prozesse (negative Interpretationen, selektive Aufmerksamkeit, Überfokussieren auf den Makel), die zu negativen Gefühlen (Angst, Scham, Depression) führen. Diese negativen Gefühle führen dann wiederum zu dysfunktionalen Bewältigungsstrategien (Rituale, Vermeidung). Dysfunktionale Strategien wirken sich rückkoppelnd auf die kognitiven Prozesse aus und verstärken negative Interpretationen, erhöhte Selbstaufmerksamkeit und selektive Aufmerksamkeit. Die Stärke dieses Modell besteht darin, dass es im Vergleich zu den zuvor beschriebenen Modellen weniger komplex und folglich von Patienten leichter zu verstehen ist (vgl. Arbeitsblatt 1: Störungsmodell der Körperdysmorphen Störung auf S. 66 im Anhang, welches an dieses Störungsmodell angelehnt ist und zur Psychoedukation genutzt werden kann).

Beachte

Aktuelle Störungsmodelle legen nahe, dass biologische, psychologische und soziale Faktoren an der Entstehung und Aufrechterhaltung der KDS beteiligt sind. Zur Aufrechterhaltung der KDS tragen oft operante Verstärkungsbedingungen wie Vermeidungs- und Sicherheitsverhalten bei. Keines der Modelle geht davon aus, dass eine tatsächlich vorhandene geringfügige Abweichung des Aussehens als alleinige Ursache der KDS zu verstehen ist.

3 Diagnostik und Indikation

3.1 Diagnostische Verfahren

Einschätzen einer objektiv vorhandenen physischen Auffälligkeit

Im Rahmen der Diagnostik sollte neben der detaillierten Erfassung des Symptombilds, Schweregrads und damit einhergehenden Leidens und Beeinträchtigung sowie der differenzialdiagnostischen Abklärung auch sichergestellt werden, dass es sich nicht tatsächlich um einen objektiv vorhandenen Makel oder Defekt handelt. Falls ein tatsächlicher Makel vorliegt, ist eine genaue Erfassung der Diskrepanz zwischen Selbstwahrnehmung des Patienten und Fremdwahrnehmung durch das soziale Umfeld erforderlich. Gegebenenfalls sollte bei intimen Körperregionen (wie z. B. den Genitalien) zu diesem Zwecke auch eine Abklärung durch einen Arzt erfolgen.

3.1.1 Kategoriale Diagnostik

Die kategoriale Diagnostik, d. h. die Erfassung der Präsenz einer KDS, kann mittels des Strukturierten Interviews zur Diagnostik Psychischer Störungen (SKID; Wittchen, Wunderlich, Gruschwitz & Zaudig, 1997) sowie mittels des Interviewmoduls für KDS (englisch: Body Dysmorphic Disorder Diagnostic Module, BDDDM; dt. Version für DSM-5; Ritter, Lehmann & Stangier, 2016) erfolgen.

3.1.2 Dimensionale Diagnostik

Für die Abschätzung des Schweregrades der Symptomatik stehen aktuell drei validierte deutschsprachige Verfahren zur Verfügung. Für alle im Folgenden dargestellten Verfahren sind in Tabelle 3 Beispielitems aufgeführt. Die Yale Brown Obsessive-Compulsive Scale adaptiert für KDS (BDD-YBOCS; Phillips, Hollander, Rasmussen & Aronowitz, 1997; dt. Version: Stangier, Hungerbühler, Meyer & Wolter, 2000) erfasst mit 12 Items in Form eines halb strukturierten Interviews den Schweregrad innerhalb der letzten Woche. Dabei messen sechs Items die gedankliche Ebene und sechs Items die Handlungsebene. Sowohl bei den Gedanken als auch bei den Handlungen kann durch die BDD-YBOCS erfasst werden, wie hoch das Ausmaß der Beschäftigung mit dem Aussehen ist, wie sehr es andere Lebensbereiche beeinträchtigt, ob der Betroffene Widerstand gegen die Gedanken / Handlungen leistet und wie gut ihm das gelingt.

Tabelle 3: Beispielitems der Instrumente zur dimensionalen Diagnostik

Instrument	Beispielitems
BDD-YBOCS	1. Wie lange sind Sie täglich mit den Gedanken (ohne damit einhergehende Handlungen) über einen Mangel in Ihrer äußeren Erscheinung (wie Ihr Gesicht, Nase, Haare, Brüste, Genitalien, Hände) beschäftigt? 6. Wieviel Zeit verbringen Sie mit Handlungen, die Sie im Zusammenhang mit der Sorge um das Aussehen Ihrer ... ausführen? 11. Ist es möglich, dass Ihr Mangel weniger bemerkbar oder weniger auffällig sein könnte, als Sie denken? Wie überzeugt sind Sie davon, dass Ihr/e (Körperteil) so hässlich ist, wie Sie denken? Kann irgendjemand Sie davon überzeugen, dass es nicht so schlecht aussieht?
FKS	1. Machen Sie sich Sorgen über das Aussehen eigener Körperteile, die Sie als unattraktiv einschätzen? 9. Haben andere Menschen Ihnen schon öfters mitgeteilt, dass Sie sich zu viele Sorgen über Ihr körperliches Aussehen machen? 15. Wie viel Zeit verbringen Sie mit auf Ihr Aussehen bezogene Handlungen oder Verhaltensweisen (z. B. Überprüfen des Aussehens in Spiegeln, Vermeiden von Spiegeln, Vergleichen des Aussehens mit dem von anderen, exzessive Körperpflege)?
KDS-F	1. Wie stark belasten Sie die Gedanken über das Aussehen? 11. Ich denke, dass andere Menschen mich wegen meines Körpers / Teilen meines Körpers in kritischer Weise anschauen. 32. Wenn ich mein Aussehen mit dem anderer Menschen vergleiche, schneide ich fast immer schlechter ab.
BABS	1. Wie überzeugt sind Sie von diesen Meinungen / Annahmen? Sind Sie sicher, dass diese Meinungen / Annahmen zutreffend sind? (Woher nehmen Sie diese Sicherheit? Worauf stützen Sie diese Beurteilung?)

Tabelle 3: (Fortsetzung)

	4. Wenn ich oder jemand anders die Richtigkeit Ihrer Überzeugungen hinterfragen oder anzweifeln würde, was wäre Ihre Reaktion? Könnte ich Sie davon überzeugen, dass Sie unrecht haben? (Würden Sie diese Möglichkeit in Betracht ziehen?)
	6. Was glauben Sie ist der Grund, dass Sie diese Überzeugungen haben? Haben Sie eine psychiatrische oder psychologische Ursache, oder sind sie tatsächlich wahr?

Der Fragebogen Körperdysmorpher Symptome (FKS; Buhlmann, Wilhelm, Glaesmer, Brähler & Rief, 2009) ist ein Selbstbeurteilungsinstrument, das mittels 18 Items das Ausmaß von und die Belastung durch die bestehenden KDS-Symptome untersucht. Darüber hinaus werden die Inanspruchnahme von ästhetisch-chirurgischen Maßnahmen, das Ausmaß der Suizidalität und eine erste Abgrenzung zu Essstörungen erfasst.

Der Körperdysmorphe Störung Fragebogen (KDS-F; Brunhoeber & Maes, 2007) ist ein aus drei Teilen bestehendes Selbstbeurteilungsinstrument: Zum einen beinhaltet er ein Screening (KDS-K; 5 fünf Items nach den diagnostischen Kriterien des DSM-IV für eine KDS), zum anderen besteht er aus zwei Skalen „Aussehensbeeinflussung“ (14 Items) und „Hoffnungslosigkeit“ (24 Items). Der Fragebogen hat gute diskriminative Eigenschaften hinsichtlich der Trennung von Personen mit und ohne KDS. Das Screening kann auch unabhängig von den anderen beiden Skalen eingesetzt werden.

Wahnhaftigkeit der aussehensbezogenen Sorgen mit BABS erfassbar

Das Ausmaß der Einsicht in Bezug auf die mit der KDS verbundenen Annahmen kann mittels der Brown Assessment of Beliefs Scale (BABS; Eisen et al., 1998; dt. Version Buhlmann, 2014) erfasst werden. In einem strukturierten Interview wird basierend auf der Erfassung der innerhalb der letzten Woche am stärksten präsenten Grundannahme mittels sieben Items das Ausmaß der Wahnhaftigkeit der identifizierten Grundannahme auf einer Skala von „exzellenter Einsicht / absolut rational“ bis „mangelnder / fehlender Einsicht“ erfasst. Ein achtes Item geht nicht in den Summenwert ein, erfasst aber zusätzlich das Auftreten von Beziehungsideen (z. B. „Andere lachen über mich, weil ich so lächerlich aussehe“).

3.2 Indikation

Die im Folgenden beschriebene kognitiv-behaviorale Vorgehensweise ist bei einer KDS-Diagnose indiziert. Da die KDS häufig komorbid mit anderen psychischen Störungen auftritt (vgl. Kapitel 1.6), sollte geklärt werden, welches die primäre Störung darstellt und psychotherapeutische Interventionen entsprechend priorisiert werden.

Selbst wenn eine wie folgend beschriebene Behandlung für KDS eindeutig indiziert ist, sollte die idiosynkratisch für den Patienten passendste Reihenfolge der Behandlungsbestandteile gewählt werden. So kann es für Patienten mit einem stark geschwächten Selbstwertgefühl zentral sein, dieses vor dem Start einer Exposition mit Reaktionsverhinderung aufzubauen, während ein anderer Patient eher von einer schnellen Verbesserung seiner Symptomatik durch ein Erleben eines größeren Bewegungsradius aufgrund abnehmender Vermeidung profitiert.

Außerdem sollte vor Beginn einer kognitiv-behavioralen Behandlung eine Erfassung der aktuellen Medikation erfolgen. So lange beispielsweise anxiolytische Medikamente (z. B. Benzodiazepine) eingenommen werden, kann von einer geringeren Wirksamkeit der Behandlung ausgegangen werden.

4 Behandlung

4.1 Schwierigkeiten zu Behandlungsbeginn

Meistens großes Interesse an den Makel verändernden Behandlungen

Trotz der oftmals erheblichen Beeinträchtigung suchen viele Betroffene jahrelang keine psychotherapeutische oder psychiatrische Behandlung auf. Dies ist auf der einen Seite dadurch bedingt, dass die Betroffenen anstelle störungsbezogener fachspezifischer Behandlungen häufig nicht psychologisch / nicht psychiatrische Behandlungen (u. a. kosmetische oder dermatologische Behandlungen sowie Schönheitsoperationen) in Anspruch nehmen, die jedoch meistens nicht zu einer Abnahme, sondern vielmehr zu einer Zunahme der Symptomatik führen. Auf der anderen Seite berichten Betroffene häufig, dass sie aufgrund von Schamgefühlen, über ihre Sorgen bzgl. des Aussehens zu sprechen, keine psychotherapeutische oder psychiatrische Behandlung aufnehmen (Buhlmann, 2011; vgl. Kapitel 1.3). Aus diesem Grund ist die Entwicklung und Verbreitung geeigneter Psychotherapiekonzepte, die insbesondere auch den Abbau der eben beschriebenen Behandlungsbarrieren mit einbeziehen, für eine adäquate Behandlungsversorgung der Betroffenen essenziell.

Patienten mit ihren Sorgen ernst nehmen

Zunächst ist es wichtig, die KDS-Symptome und die Sorgen der betroffenen Person ernst zu nehmen, auch wenn für den Therapeuten in den meisten Fällen kein Makel ersichtlich ist. Für die therapeutische Beziehung ist es überaus schädlich, die Sorgen herunterzuspielen oder zu versuchen, den Patienten zu überzeugen, dass er / sie gut aussieht. Ebenso ist es nicht hilfreich, den entsprechenden Sorgen andere Gründe (z. B. niedrigen Selbstwert oder Beziehungsängste) zuzuweisen. Dies führt lediglich dazu, dass sich der Patient unverstanden fühlt. Gerade bei Patienten, die aus Scham und Angst, für oberflächlich gehalten zu werden, bislang mit niemanden über ihre Sorgen sprechen konnten, kann allein schon ein direktes Ansprechen, Explorieren und Normalisieren (z. B. indem die Prävalenzraten für solche Probleme benannt werden) entlastend sein und eine offenere Konversation ermöglichen.

Eine größere Schwierigkeit stellen die häufig mangelnde Einsicht und damit einhergehende geringe bis fehlende Therapiemotivation dar. Gerade Patienten mit mangelnder Einsicht sind oft überzeugt, dass eine Behandlung mit dem Ziel der Veränderung des sog. Makels (z. B. durch eine Operation) hilfreicher wäre als eine Psychotherapie, und können sich, wenn überhaupt, nur halbherzig auf eine solche einlassen. Wie bei Patienten, die aus Scham nicht über ihre Probleme sprechen wollen, ist es auch bei diesen Patienten wesentlich, nicht zu versuchen, eine Einigung über den „Schönheitsstatus" des Makels zu erreichen. Im Gegenteil, man kann sich darüber verständigen, dass man zwar unterschiedliche Meinungen hat, aber trotzdem gemeinsam versuchen möchte, das damit verbundene Leiden zu verringern und Leistungsfähigkeit und Lebensqualität zu steigern (etwas, wofür sich die meisten Patienten durchaus leicht motivieren lassen).

Bei hoher Ambivalenz Fokus auf Verringerung des mit dem Makel verbundenen Leidens

Es geht also in einem ersten Schritt darum, Ambivalenz und Widerstand zu entdecken, falls diese nicht direkt formuliert werden. Anzeichen dafür können sein:

- Herausforderung der Richtigkeit der Aussagen des Therapeuten;
- Anzweiflung seiner Expertise;
- Unterbrechungen;
- Ablenkungen vom Thema;
- Nicht-Antworten;
- gelangweilt Erscheinen;
- Verleugnung der negativen Effekte der Symptomatik;
- Beschuldigung anderer (z. B. der Eltern, die den Makel „vererbt" haben);
- Entschuldigungen;
- Minimierung von Symptomen;
- Widerstand gegenüber Veränderung ausdrücken;
- Ausdruck von Hilflosigkeit.

Motivational Interviewing einsetzen

Auch können Patienten durch Verhaltensweisen wie Zu-Spät-Kommen, Sitzungen verpassen, Hausaufgaben vergessen oder falsch erinnern, ihre Ambivalenz oder eingeschränkte Motivation zum Ausdruck bringen. In diesen Fällen sollte die Therapie zunächst mit motivierender Gesprächsführung (Motivational Interviewing, MI) beginnen. MI beinhaltet vier Grundprinzipien. Eine davon ist der Ausdruck von Empathie, eine andere die Entwicklung von Diskrepanzen (z. B. am sozialen Leben teilnehmen wollen vs. Vermeidung durch KDS). Des Weiteren soll Widerstand aufgegriffen werden, wobei nicht für Veränderungen plädiert wird, sondern der Widerstand als ein Versuch angesehen wird, mit Angst umzugehen („Sie sind sehr aufgebracht wegen Ihrer Nase und unsicher, ob Sie etwas Anderes probieren wollen, um mit Ihren Sorgen umzugehen"). Außerdem kann die Selbstwirksamkeit der Patienten verstärkt werden, in dem man sich darauf einigt, dass es dem Patienten schlecht geht mit der Art und Weise, wie er seine äußere Erscheinung wahrnimmt, und gleichzeitig signalisiert, dass man davon ausgeht, dass der Patient etwas verändern kann, so, wie er es auch mit anderen Schwierigkeiten in seinem Leben gemacht hat.

Die Hauptziele von MI bei KDS bestehen darin, selbstmotivierte Aussagen des Patienten zu erreichen hinsichtlich
1. des Erkennens des Problems,
2. der Besorgnis über sein Verhalten,
3. der Intention, etwas gegen das Problem und die damit einhergehenden Verhaltensweisen zu tun und
4. des Optimismus bezüglich möglicher Veränderung.

Einzelne KDS-spezifische MI-Strategien sind in Tabelle 4 aufgeführt. Dabei sollte immer die freie Wahl des Patienten hinsichtlich der Therapieform sowie seine persönliche Kontrolle über den Verlauf der Therapie betont werden. Konfrontationen, Druck, Beschuldigungen und Sarkasmus sind selbstverständlich fehl am Platz.

Tabelle 4: Strategien der motivierenden Gesprächsführung für KDS (übersetzt, adaptiert und verkürzt dargestellt aus Wilhelm et al., 2013)

Strategie	Beispiel
Offene Fragen	• „Was denken Sie, warum Ihr Aussehen so wichtig für Sie geworden ist?"
Reflektives Zuhören	Einfache Reflexion: • „Das Aussehen ist ein wichtiger Aspekt für Sie." Doppelseitige Reflexion: • „Auf der einen Seite denken Sie, dass Sie mit Ihren Befürchtungen evtl. etwas übertreiben. Auf der anderen Seite sehen Sie aber Ihre große Nase im Spiegel und sind sich ganz sicher, dass Sie nicht übertreiben."
Zusammenfassen	• „Sie sind ärgerlich auf Ihren Freund, weil der Sie lieber in Psychotherapie sehen möchte, als eine dritte Nasenkorrektur mit Ihnen zu durchleben. Sie können nicht verstehen, warum er auf seinem Standpunkt beharrt, statt zu versuchen, sich in Sie hineinzuversetzen. Außerdem soll er verstehen, dass Sie Ihre Entscheidungen selbst treffen wollen."

Tabelle 4: (Fortsetzung)

Selbstwirksamkeit bestätigen	• „Sie haben bereits viel Anstrengung unternommen, um Ihr Aussehen zu korrigieren."
Denkanregende Fragen	• „Warum wollen Sie an Ihren Sorgen ums Aussehen arbeiten?"
Erarbeiten von Pro und Kontra	• „Hat es einen Vorteil, sich hauptsächlich über das Aussehen zu definieren? Oder sehen Sie auch Nachteile darin?"
Zu-Ende denken	• „Können Sie mir ein Beispiel dafür geben, warum eine weitere Nasenkorrektur Ihr Leben noch komplizierter machen würde?"
Extreme erwägen	• „Was ist das Beste, was passieren kann, wenn Sie Ihr Denken und Ihr Verhalten ändern würden?"
Vorwärts schauen	• „Machen Sie mal einen Zeitsprung fünf Jahre in die Zukunft – wie würde Ihr Leben dann aussehen? Würden eine weitere Nasenkorrektur oder noch weitere kosmetisch-medizinische Behandlungsmaßnahmen zu dieser Perspektive passen? Würde eine kognitive Verhaltenstherapie zu dieser Perspektive passen?"
Rückwärts schauen	• „Denken Sie nun an die Zeit zurück, in der Sie die Sorgen mit Ihrem Aussehen noch nicht hatten. Wie war Ihr Leben zu dieser Zeit?"
Reframing	• „Sie denken, dass das Genörgel Ihres Freundes, weil Sie kaum noch aus dem Haus gehen und stundenlang vor dem Spiegel stehen, nervig für Sie ist. Aber kann es nicht auch bedeuten, dass er sich Sorgen um Sie macht?"
Change Talk	1. Nachteile einer Veränderungsmotivation erarbeiten – „Warum möchten Sie versuchen, Ihr Problem mit Therapie zu verändern? Egal was Ihr Freund sagt, Sie selbst sind ja überzeugt, dass Sie hässlich sind."
	2. Persönliche Wahlmöglichkeit betonen – „Es ist einzig und allein Ihre Entscheidung, ob Sie eine Psychotherapie machen möchten oder nicht."
	3. Vorteile / Gründe für Veränderung sammeln – „Was wäre denn toll daran, wieder unbefangener zu sein, was würden Sie denn gerne schaffen?"
	4. Wichtigkeit und Zuversicht in die Veränderung einschätzen – „Was braucht es, dass Sie statt fünf nur noch zwei Stunden vor dem Spiegel stehen müssen?"
	5. Ergebnis voraussagen – „Sagen Sie mir aus Ihrer Erfahrung heraus, was wird passieren, wenn Sie sich noch einer weiteren Korrektur des Aussehens unterziehen? Wie gut hat das bisher für Sie geklappt?"

Merke

Die meisten Patienten mit KDS nehmen erst spät im Verlauf ihrer Krankheitsgeschichte eine Psychotherapie in Anspruch. Viele sind auch überzeugt, dass ihnen lediglich eine Behandlung, die eine körperliche Veränderung herbeiführt, helfen kann. Therapeuten sollten die Befürchtungen der Patienten sowie die Behandlungsbarrieren ernst nehmen.

Keinesfalls sollen
- die Patienten mit Druck überzeugt werden, dass sie keinen Makel haben, oder
- in einem „Kreuzverhör" argumentativ in die Enge getrieben werden, dass sie eine Psychotherapie benötigen, wenn sie davon ausgehen, dass sie diese nicht brauchen (oder sich stattdessen einer ästhetischen Operation unterziehen möchten).

Mangelnde Einsicht und Motivation können die Therapie auch längerfristig komplizieren. Unter Einsatz von Motivational Interviewing können diese Schwierigkeiten bearbeitet werden.

4.2 Allgemeine Aspekte der Behandlung

4.2.1 Ziele der Behandlung

Viele Menschen haben aussehensbezogene Sorgen, das heißt sind mit einzelnen Körperteilen bzw. -bereichen nicht zufrieden. Allerdings nehmen diese Sorgen bei den meisten Menschen weder viel Zeit ein noch sind sie dadurch bedeutsam beeinträchtigt in ihrem alltäglichen Funktionsniveau (u. a. Schule, Arbeit, soziale Beziehungen). Bei KDS-Betroffenen ist das alltägliche Funktionsniveau hingegen oftmals erheblich eingeschränkt, so dass eine psychotherapeutische Behandlung indiziert ist.

Therapieziele

Veränderungsziele in der Therapie

- Der Patient erarbeitet und erkennt, dass seine aussehensbezogenen Gedanken nicht der Realität entsprechen, das heißt, dass eine verzerrte Wahrnehmung bestehen könnte und folglich nicht nur Maßnahmen hilfreich sein könnten, die den wahrgenommenen Makel verändern.
- Der Patient verändert Schritt für Schritt die dysfunktionalen störungskongruenten Interpretationen von Situationen und Ereignissen sowie die darunterliegenden Grundannahmen.
- Der Patient übt, sich wieder in Situationen zu begeben, die er bislang vermieden hat, ohne seine dysfunktionalen Verhaltensweisen und kognitiven Strategien anzuwenden, um die Angst / das Unwohlsein zu kontrollieren.

- Der Patient lernt, seinen Körper im Spiegel als Ganzes zu betrachten und nicht nur auf wahrgenommene negative Aspekte zu fokussieren. Darüber hinaus lernt er, seinen Körper objektiv und neutral anstatt mit negativer abwertender Sprache zu beschreiben.

4.2.2 Planung der Behandlungssitzungen

Behandlung als eine Langzeittherapie

Für die Behandlung ist in der Regel eine Langzeittherapie (45 bis 60 Sitzungen) erforderlich, an die Boostersitzungen angeschlossen werden können, um das Erlernte über einen längeren Zeitraum zu stabilisieren. Für aufwendigere Expositionen mit Reaktionsverhinderung (vgl. Kapitel 4.5) sollten längere Termine (z.B. Doppelsitzungen) veranschlagt werden. Zu Beginn (und wenn der Patient besonders stark unter seiner Symptomatik leidet) kann es auch sinnvoll sein, zweimal wöchentlich Therapiesitzungen einzuplanen. Insbesondere bei Patienten mit wenig Einsicht und/oder Motivationsproblemen, aber auch bei sehr schwerer Symptomatik, die das Verlassen des Hauses erschwert, kann es anfangs zu wiederholtem Fernbleiben von den Terminen kommen. Es ist in solchen Fällen sinnvoll, das Fernbleiben als Teil der Symptomatik zu verstehen und so viel Unterstützung wie möglich anzubieten (z.B. wiederholte Kontaktaufnahme mit dem Patienten, Versenden von Erinnerungs-SMS, Einbinden einer Bezugsperson), um die Wahrscheinlichkeit zu erhöhen, dass die Therapie fortgesetzt wird.

4.2.3 Therapeutisches Setting und therapeutische Beziehung

Neben Gefühlen von Scham zeigen sich Betroffene oft skeptisch gegenüber psychotherapeutischen Behandlungen und bevorzugen oftmals Therapiemöglichkeiten, die den wahrgenommenen Makel an sich beseitigen (Buhlmann, 2011). In solchen Fällen ist es wichtig zu verdeutlichen, dass aufgrund der Schweigepflicht keine andere Person Kenntnis über die in der Therapie besprochenen Themen erhalten kann. Aufgrund ihrer großen Skepsis stellen manche Patienten auch dem Therapeuten Beziehungstests, die er bestehen muss, oder öffnen sich nur Schritt für Schritt dem Therapeuten gegenüber.

Subtile, auch nonverbale Zeichen vom Patienten oft als negative Beurteilung gedeutet

KDS-Patienten achten darüber hinaus stark auf subtile, nonverbale Zeichen, die Hinweise auf mögliche negative Beurteilungen durch den Therapeuten liefern können, z.B. ob die Augenbrauen hochgezogen werden, was als Abwertung begriffen werden könnte. Aufgrund der Interpretationsverzerrungen, neutrale Gesichtsausdrücke negativ zu interpretieren (vgl. Kapitel 2), sollte zumindest in den ersten Behandlungsstunden vom Therapeuten verstärkt auf mögliche nonverbale Signale geachtet werden.

Es ist wichtig, das Aussehen des Patienten nicht zu kommentieren. Auch positive Bemerkungen zum neuen Haarschnitt können als negativ gegenüber dem restlichen Körper und insbesondere gegenüber dem wahrgenommenen Makel aufgefasst werden. Das gegenseitige Überzeugen vom jeweiligen Standpunkt, das heißt ein Überredungsversuch von Seiten des Therapeuten, dass der Patient doch „gar nicht so schlimm" aussehe, kann dazu führen, dass sich der Patient nicht verstanden und ernstgenommen fühlt. Es sollte zunächst, insbesondere bei Patienten mit geringer Störungseinsicht, weniger auf die Korrektur der Wahrnehmung, sondern auf die damit einhergehende Beeinträchtigung und niedrige Lebensqualität fokussiert werden.

4.3 Behandlungsrational und Erarbeiten des Modells

Psychoedukation für Betroffene und Angehörige wichtig

Es ist zunächst wichtig, dass der Therapeut generelle Informationen über die KDS inkl. der Prävalenz vermittelt, so dass der Patient versichert sein kann, nicht der einzige zu sein, der an dieser Problematik leidet. Informationsblätter für Betroffene und Angehörige befinden sich im Anhang (vgl. S. 61 und S. 63). Im nächsten Schritt sollte mit dem Patienten ein individuelles Störungsmodell (z. B. in Anlehnung an Wilhelm et al., 2013, vgl. hierzu auch Arbeitsblatt 1 auf S. 66 im Anhang) erarbeitet werden.

Im nächsten Schritt werden aus dem individuellen Modell die Behandlungsschritte abgeleitet, z. B. die Ableitung von Verhaltensexperimenten oder Expositionen. Bei der Therapie gegenüber skeptisch bzw. ambivalent eingestellten Patienten kann es notwendig sein, über die Evidenz für die Behandlung der KDS sowie empirische Befunde zu den einzelnen psychopathologischen Mechanismen (z. B. Detailfokussierung vs. Verarbeitung des Großen und Ganzen) zu informieren. Wie bereits erwähnt sollte man sich zunächst weniger auf die verzerrte Wahrnehmung als auf die negativen Folgen der KDS-Symptomatik fokussieren, insbesondere wenn die Betroffenen zum entsprechenden Zeitpunkt wenig Einsicht zeigen oder stark an einer nicht psychologisch / nicht psychiatrischen Behandlung festhalten. Günstig ist, das individuelle Modell des Patienten im Verlauf der Therapie immer wieder mit einzubeziehen, einerseits um Interventionsstrategien anzupassen, andererseits um bei Motivationskrisen das Rational für die Behandlung zu wiederholen.

4.4 Kognitive Arbeit

Identifikation und Modifikation dysfunktionaler Gedanken

Das zentrale Ziel der kognitiven Arbeit ist die Identifikation und Modifikation dysfunktionaler Gedanken sowie typischer Denkfehler bezüglich der eigenen Erscheinung (vgl. Tabelle 5).

Tabelle 5: Häufige Denkfehler bei KDS (übersetzt, adaptiert und verkürzt dargestellt aus Wilhelm et al., 2013)

Denkfehler	Beispiel bei KDS
„Alles-oder-Nichts"-Denken	„Wenn ich nicht schön bin, bin ich hässlich."
„Soll / Muss"-Aussagen	„Meine Haare müssen immer perfekt sitzen."
Unfaire Vergleiche	„Ich werde niemals so perfekt aussehen wie ein Topmodel".
Gedankenlesen	„Ich weiß genau, dass andere denken, dass ich hässlich bin.
Katastrophisieren	„Ich werde niemals einen Partner finden."
Emotionale Beweisführung	„Meine Haut fühlt sich furchtbar an, also wird sie auch furchtbar aussehen."
Abwehr des Positiven	„Jeder achtet nur auf das Aussehen, es ist völlig egal, ob ich nett und freundlich bin."
Etikettieren	„Ich sehe aus wie ein Monster."
Alles auf sich beziehen	„Der Mann, der mich eben aus dem Auto heraus angesehen hat, hat bestimmt gedacht, wie hässlich ich bin."
Zukunft voraussagen	„Ich weiß, dass andere mich bedauern werden, wenn sie meinen Makel sehen."
Selektive Aufmerksamkeit und Übertreibungen	„Mit pickeliger Haut ist es egal wie der Rest aussieht."

Automatische Gedanken identifizieren und modifizieren

Der Patient lernt, seine negativen und automatischen Gedanken außerhalb der Sitzung zu überwachen und zu dokumentieren und dabei die Denkfehler zu identifizieren. Hilfreich dazu kann ein Gedankentagebuch sein (vgl. Arbeitsblatt 2 auf S. 67 im Anhang). Das Protokoll erfasst die auslösende Situation, den darauffolgenden negativen automatischen Gedanken, die Gefühle und die Intensität der Gefühle.

Merke

Der Therapeut leitet den Patienten mithilfe des sokratischen Fragestils, den der Patient zunehmend auch selbstständig bei der Modifikation dysfunktionaler Gedanken anwenden soll. Mögliche Fragen sind an dieser Stelle:

- Welche Anhaltspunkte gibt es für Ihre Sichtweise?
- Woran können Sie das feststellen?
- Welche andere Sichtweise könnte es noch geben?
- Wie würde eine andere Person darüber denken?
- Was würden Sie Ihrem Kind sagen, wenn es Ihnen genau das sagt, was Sie mir gerade erzählen?
- Was denken Sie an einem Tag darüber, an dem Sie sich besser fühlen?
- Was ist das Schlimmste, was passieren könnte?
- Ist das Schlimmste schon mal eingetroffen?
- Wenn nicht, warum nicht?

Beispiel

„Wieso fühle ich mich immer so gestresst, wenn ich mit meinem Freund ausgehe? Vielleicht bin ich besorgt, dass mich aufgrund meiner schrecklichen Nase niemand mögen wird."

Danach folgen die Bearbeitung der Bewertung und die Modifikation dysfunktionaler Gedanken. Wenn der Patient zum Schluss kommt, dass es eigentlich gar keine Beweise dafür gibt, dass jemand ihn aufgrund seiner Nase nicht mag, können gemeinsam mit dem Therapeuten alternative Gedanken erarbeitet werden:

Beispiel

„Die Leute auf der Party sind wohl eher mit ihren eigenen Dingen beschäftigt wie mit Tanzen oder damit, sich ein Getränk zu holen."

Der Patient könnte sich aber auch darauf konzentrieren, ob der Gedanke hilfreich ist, um in der Situation besser klarzukommen:

Beispiel

„Hilft es mir dabei die Party zu genießen, wenn ich denke, dass ich ja nur eine gute Zeit haben könnte, wenn meine Nase endlich gerader und kleiner wäre?"

Es kann auch zusammen mit dem Therapeuten das Für und Wider für das Festhalten an den Gedanken abgewogen werden:

Beispiel

„Während es mir ein Gefühl der Kontrolle gibt, den Gedanken zu haben, kann ich damit die Party nicht genießen."

Auch über diese Fragen könnte der oben erarbeitete alternative Gedanke entwickelt werden. Wichtig ist dabei, dass alternative Gedanken glaubhaft sein müssen, um hilfreich zu sein. Es kann zumindest zu Beginn der Behandlung oder bei Patienten mit fehlender Einsicht hilfreich sein, Worte wie „wahrscheinlich" oder „möglicherweise" zu integrieren (z. B. „Die Chance ist wahrscheinlich groß, dass ..."). Unrealistisch positive alternative Gedanken („Alle auf der Party werden mich lieben") sind nicht glaubhaft und entsprechend wenig hilfreich. Einigen Patienten kann es helfen, den Denkfehlern zu widersprechen:

Beispiel

„Ich kann nicht Gedankenlesen und weiß dementsprechend nicht, ob die Leute auf der Party schlecht über mich denken wegen meiner Nase. Die Frage hierbei ist eher, wie wahrscheinlich es ist, dass die Leute das denken."

Fallbeispiel: Frau M. (Fortsetzung)

Th.: Wir haben uns letztes Mal über die sogenannten Denkfehler unterhalten – erinnern Sie sich?

Frau M.: Ja genau, dieses „Ich bin ein Model oder ein Monster", oder?

Th.: Genau. Und ich habe Ihnen ein Gedankentagebuch mitgegeben, damit Sie sich diese Denkfehler in den einzelnen Situationen notieren können, in denen sie auftreten. Haben Sie Situationen gefunden, in denen Sie Denkfehler identifizieren konnten?

Frau M.: Ja, denk schon. Der letzte gerade erst am Samstagabend. Mein Freund wollte mich mit zu einer Party nehmen, und ich dachte nur daran, dass mich keiner mögen wird und alle nur denken werden, dass ich absolut hässlich bin und was er nur an mir findet, wo er doch mit viel hübscheren Frauen zusammen sein könnte. Das war wohl „Alles-oder-Nichts"-Denken?

Th.: Das haben Sie richtig identifiziert. Versuchen wir uns doch mal in die Situation zurückzuversetzen. Können Sie mir beschreiben, wo Sie waren als Ihnen dieser Gedanke kam?

Frau M.: Ja, ich habe gerade versucht, mit Make-Up meine Nase zu kaschieren, was natürlich wieder mal nicht geklappt hat.

Th.: Wenn Sie sich jetzt wieder in die Situation zurückversetzen, überlegen Sie mal, ob es wirklich Hinweise darauf gab, dass jemand Sie wegen Ihrer Nase nicht mochte.

Frau M.: Ich habe mich ja dann gezwungen, zur Party zu gehen, auch weil mein Freund meinte, dass er langsam die Nase von meinem Gejammer voll hätte. Und tatsächlich hat sich keiner meine Nase angeguckt, und ich habe mich mit vielen von seinen Freunden unterhalten. Beim Gespräch mit einer Freundin standen wir sogar direkt unter einem Scheinwerfer. Danach habe ich mich auch ganz okay gefühlt.

Th.: Das ist ja interessant. Hat es Ihnen denn geholfen, dass Sie sich davor Gedanken gemacht haben?

Frau M.: Nein, überhaupt nicht, ich habe das alles viel katastrophaler vorhergesehen als es dann letztendlich war und mir echt Sorgen gemacht – eigentlich für nichts. Und auch den Beginn der Party konnte ich nicht genießen.

Th.: Gibt es denn einen Gedanken, der vielleicht vor und in den ersten Momenten auf der Party hilfreicher gewesen wäre?

Frau M.: Vielleicht sowas wie: „Es wird wohl kaum jemand auf einer Party auf meine Nase schauen, die tanzen, schauen sich die Band an, holen sich ein Getränk oder Ähnliches".

Th.: Das klingt doch gut. Wollen Sie sich das als alternativen Gedanken gleich notieren?

Identifikation und Modifikation dysfunktionaler Grundannahmen

Die Identifikation und Modifikation dysfunktionaler Grundannahmen, die den automatischen Gedanken zugrunde liegen, ist im weiteren Verlauf wichtig. Hierbei kann es hilfreich sein, die Metapher einer Zwiebel zu nutzen (Wilhelm et al., 2013): Bislang wurde an den äußeren Häutchen der Zwiebel an den oberflächlichen Gedanken angesetzt, nun soll die Zwiebel geschält und mit den tieferen Schichten die Grundannahmen besprochen werden. Ebenso sollte die Wichtigkeit dieser Gedanken und deren Einfluss auf die Sicht auf uns selbst, unsere Stimmung und unser Leben herausgearbeitet werden.

Typische dysfunktionale Grundannahmen sind nach Wilhelm et al. (2013): „Ich bin schlecht", „Ich bin nicht liebenswert", „Ich bin wertlos", „Ich bin unerwünscht", „Ich bin ein Versager". Daraus ist ersichtlich, dass die Grundannahmen sehr viel Überlappung mit den dysfunktionalen Grundannahmen anderer psychischer Störungen (z. B. Depressionen) zeigen, und weniger störungsspezifisch zu sein scheinen, als die auf das Aussehen bezogenen dysfunktionalen automatischen Gedanken.

Im Hinblick auf die Identifikation dysfunktionaler Grundannahmen, die im Gegensatz zu den situationsbezogenen dysfunktionalen Gedanken für die Patienten oft nicht sofort zugänglich sind, gibt es unterschiedliche Techniken. Da Grundannahmen erfahrungsgemäß häufig mit der Erziehung und elterlichen oder anderen Rollenmodellen (z. B. Gleichaltrige) zusammenhängen, kann die Exploration folgender Punkte hilfreich sein:

Dysfunktionale Grundannahmen hängen häufig mit der Erziehung und Rollenvorbildern zusammen

- Einstellung und Verhaltensweisen der Eltern / Bezugspersonen bezogen auf das Aussehen (mussten die Kinder z. B. perfekt aussehen, bevor sie das Haus verlassen durften?).
- Kosmetisch-medizinische Behandlungsmaßnahmen der Eltern / Bezugspersonen, die „Botschaften" über die Wichtigkeit von körperlicher Attraktivität transportiert haben.
- Emotionale, physische oder sexualisierte Gewalt / Misshandlung.
- Aussehensbezogene Diskrimination aufgrund kultureller Unterschiede (z. B. „südländischer" Teint).
- Tatsächliche kleinere Auffälligkeiten im Aussehen (z. B. Akne in der Pubertät, Muttermale, Narben).
- Hänseleien bezüglich des Aussehens in der Kindheit / Jugend.

Wenn die Patienten persönliche Regeln erwähnen („Ich muss gut aussehen") kann an dieser Stelle konkret nachgefragt werden, was es denn bedeuten würde, wenn diese Regel verletzt würde („Ich bin nicht liebenswert"). Außerdem kann auf im Rahmen der kognitiven Umstrukturierung bereits genannten Grundannahmen („Ich bin schlecht") zurückgegriffen werden.

Eine weitere hilfreiche Technik zur Identifikation der Grundannahmen ist die „Pfeil-Abwärts-Technik". Aus negativen automatischen Gedanken leitet der Therapeut Grundannahmen ab, indem er Fragen nach der individuellen Bedeutung bzw. der Konsequenz des Ereignisses stellt. Dabei wird wiederholt nachgefragt „Was wäre, wenn…".

Die „Pfeil-Abwärts-Technik" kann bei Identifikation von Grundannahmen helfen

Fallbeispiel: Frau M. (Forts.) – Anwendung der Pfeil-Abwärts-Technik

Frau M.: Immer, wenn ich unter Leute gehe, schießt mir sofort der Gedanke in den Kopf, dass die Leute denken, meine Nase ist zu dick und lang.

Th.: Was wäre, wenn…? Was würde es denn bedeuten, wenn die Leute das denken?

Frau M.: Dass die mich ablehnen und nicht mögen.

Th.: Was würde es denn bedeuten, wenn andere Sie ablehnen und nicht mögen würden?

Frau M.: Das wäre für mich ganz schlimm, denn das wäre für mich ein weiterer Beweis, dass ich nicht liebenswert bin.

Th.: Ist das eine Grundannahme von Ihnen, dass Sie eigentlich kein liebenswerter Mensch sind?

Frau M.: Ja, das ist meine Überzeugung.

Daneben können weitere kognitive Strategien sehr nützlich sein. Folgend werden exemplarisch einige zentrale Techniken beschrieben.

Selbstwerttorte

Die sog. Selbstwerttorte kann u.a. verdeutlichen, wie groß der Einfluss des negativen Körperbildes auf den Selbstwert ist. Die Patienten sind sich oft nicht bewusst, dass und in welchem Ausmaß sie ihre positiven Eigenschaften herabwürdigen und primär auf Negatives fokussieren. Bei dieser Technik sollen zunächst alle positiven und negativen Eigenschaften aufgelistet werden, die dem Patienten in den Sinn kommen (z.B. Intelligenz, Erreichtes, Fähigkeiten, Arbeitsroutinen, Beziehungen, Persönlichkeit, sozialer Status und Aussehen). Danach wird ein Kreis (= Torte) gezeichnet. Der Patient bekommt nun die Aufgabe, die von ihm gesammelten Aspekte seines Selbstwertes als einzelne Kuchenstücke einzuzeichnen. Die Größe der Kuchenstücke soll dabei das Ausmaß des Einflusses auf den Selbstwert widerspiegeln (große Stücke haben viel Einfluss, kleine Stücke wenig). Wenn ein Aspekt sowohl einen positiven als auch einen negativen Einfluss auf den Selbstwert hat, sollen zwei Kuchenstücke gezeichnet werden. In einem nächsten Schritt wird eine Liste von ausschließlich positiven Eigenschaften erstellt. Die neu entdeckten Kuchenstücke sollten dann in die Torte integriert werden. Das Ziel der Aufgabe ist es, dem Patienten zu einer balancierteren Torte und einer Reihe positiver Eigenschaften als Basis eines positiveren Selbstwerts zu verhelfen. Außerdem erhält er so die Chance, zu erkennen, dass das Aussehen nur einen Teil seines Selbstwertes ausmacht.

Technik der Selbstwerttorte unterstützt Verringerung der Bedeutung des Aussehens für Selbstwert

Imaginiertes Kind

Bei dieser Übung wird der Patient gefragt, was er seinem (ggf. imaginierten) Kind weitergeben möchte. Diese Aufgabe kann den Patienten dazu bringen, für sich selbst alternative Grundannahmen zu generieren („Es kommt darauf an, das Leben zu genießen und ein guter Freund zu sein und nicht perfekt auszusehen“). Das heißt, der Patient hinterfragt die übermäßige Wichtigkeit der Attraktivität.

Perspektivenwechsel

Der Patient soll sich beim Perspektivenwechsel / Rollentausch vorstellen, der Therapeut sei der Patient und würde mit den gleichen Sorgen zu ihm als Therapeuten kommen. Er soll dann erarbeiten, wie er therapeutisch auf die Äußerungen reagieren würde. Eine weitere Möglichkeit, einen Perspektivenwechsel zu ermöglichen, ist es, gemeinsam zu definieren, was z.B. ein „kompletter Versager" ist, wenn das die Beschreibung des Patienten für sich selbst darstellt. Meistens wird dann die Diskrepanz zwischen dieser Beschreibung und der Person des Patienten deutlich. Eine dritte Option, zu einem Perspektivenwechsel zu gelangen, stellt das Entlarven doppelter Maßstäbe dar. Dabei hinterfragt der Therapeut die Meinung des Patienten zu einer Person, die einen gewissen Makel aufweist. Der Gedanke, dass andere den Betroffenen aufgrund eines solchen Makels verabscheuen würden kann dadurch aufgeweicht werden, dass deutlich wird, dass der Patient anderen Menschen gegenüber nicht so reagieren würde.

Verhaltensexperimente

Verhaltensexperimente dienen zur Hinterfragung von Überzeugungen

Verhaltensexperimente sollten eingesetzt werden, um dem Patienten korrigierende Erfahrungen zu ermöglichen und dadurch seine Überzeugungen (aber auch automatische negative Gedanken bzgl. des Aussehens) objektiver zu bewerten. Verhaltensexperimente werden oft wie Übungen zur Exposition mit Reaktionsverhinderung (vgl. Kapitel 4.5) aufgesetzt. Zunächst wählen Patient und Therapeut eine spezifische Hypothese aus, die es zu testen lohnt (z.B. „Wenn ich die Friedrichstraße entlanggehe, wechseln alle, die mir entgegenkommen, vor Ekel die Straßenseite). Dann wird das Experiment entworfen. Die gefürchteten Konsequenzen werden exploriert und nach ihrer Auftretenswahrscheinlichkeit bewertet. Das Verhaltensexperiment kann dann gemeinsam mit dem Therapeuten oder als Hausaufgabe durchgeführt werden. Im Anschluss notiert sich der Patient den Ausgang des Experimentes, ob seine Vorhersagen wahr geworden sind und was er daraus gelernt hat.

Fallbeispiel: Frau M. (Forts.)

Frau M. und ihr Therapeut planen Verhaltensexperimente zur Unterstützung der kognitiven Umstrukturierung dysfunktionaler Gedanken (wichtig: Planung der einzelnen Schritte: Auswahl der Fragestellung / Hypothese, Planung und Durchführung des Experimentes, Nachbesprechung etc.):

- Frau M. und ihr Therapeut wählen eine spezifische Hypothese aus: „Die Leute werden in mein hässliches Gesicht mit meiner abartigen Nase starren, wenn ich im Einkaufscenter herumlaufe."
- Das Experiment wird entworfen:
  - Frau M. wird 15 Minuten im Geschäft umhergehen und einkaufen; dabei die Leute jeweils kurz anschauen (nicht starren) und sich danach wieder auf den Einkauf konzentrieren.
  - Frau M. wird auch bei den Frischetheken etwas einkaufen und bei der Bestellung Blickkontakt mit dem Verkäufer herstellen.

- Danach wird sie an der Kasse bezahlen und dabei Blickkontakt mit dem Kassierer aufnehmen.
- Gefürchtete Konsequenzen werden exploriert und nach ihrer Auftretenswahrscheinlichkeit bewertet.
- Frau M. bewertet den Ausgang des Tests, ob ihre Vorhersagen wahr geworden sind und was sie daraus gelernt hat.

Umfragemethode

Zu guter Letzt kann, wenn der Patient über tragfähige soziale Kontakte verfügt, die Umfragemethode angewandt werden. Das heißt, eine zuvor festgelegte Anzahl seiner Sozialkontakte kann zu ihrer spezifischen Meinung bzgl. einzelner Punkte (z. B. wie wichtig die Bedeutung des Aussehens im alltäglichen Leben ist) befragt werden. Beim Vorhandensein tragfähiger Kontakte werden die Antworten der Personen die wahrgenommene Wahrscheinlichkeit für das Zutreffen der alternativen Annahme erhöhen. Auch bei den Grundannahmen ist es wichtig, glaubhaft zu formulieren. „Ich bin bezaubernd“ mag weniger glaubhaft sein als „Ich bin ganz okay“.

4.5 Exposition mit Reaktionsverhinderung

Eine umfassende Vorbereitung der Exposition ist essenziell

Da es bei der Exposition darum geht, sich Situationen zu stellen, die der Patient bisher vermieden oder nur in Verbindung mit dysfunktionalen Verhaltensweisen durchlaufen hat, kann dieser Bestandteil sehr schwierig, angstinduzierend und von Widerstand seitens des Patienten begleitet sein. Insofern ist es bei der Vorbereitung dieser Intervention hilfreich, die wahrgenommenen Pros und Kontras (vgl. Arbeitsblatt 3 auf S. 68 und 69 im Anhang) zu erfassen sowie die klassischen Angstkurven der Exposition vorab zu besprechen (vgl. Abbildung 1).

Als Alternative zur Flucht / Vermeidung (Teil A in Abbildung 1) sollten an dieser Stelle mit dem Patienten auch die Rituale angesprochen werden, die eingesetzt werden, damit die Situation ertragen werden kann (Vergleichen des Makels mit dem entsprechenden Körperteil anderer Leute, wiederholtes Checken im Taschenspiegel, Suche nach dem Platz mit dem idealen Licht im Raum, damit der Makel weniger auffällt). Ähnlich wie beim Abbau von Vermeidungsverhalten können Rituale zunächst schrittweise reduziert werden, bis am Ende das vollständige Unterlassen der Rituale angestrebt wird. Eine anfängliche Reduktion der Rituale kann durch eine zeitliche Verschiebung der Rituale (mehrere Minuten warten bis zur Kontrolle im Spiegel) oder teilweise Reduktion (eine vs. zwei Schichten Make-Up) erreicht werden.

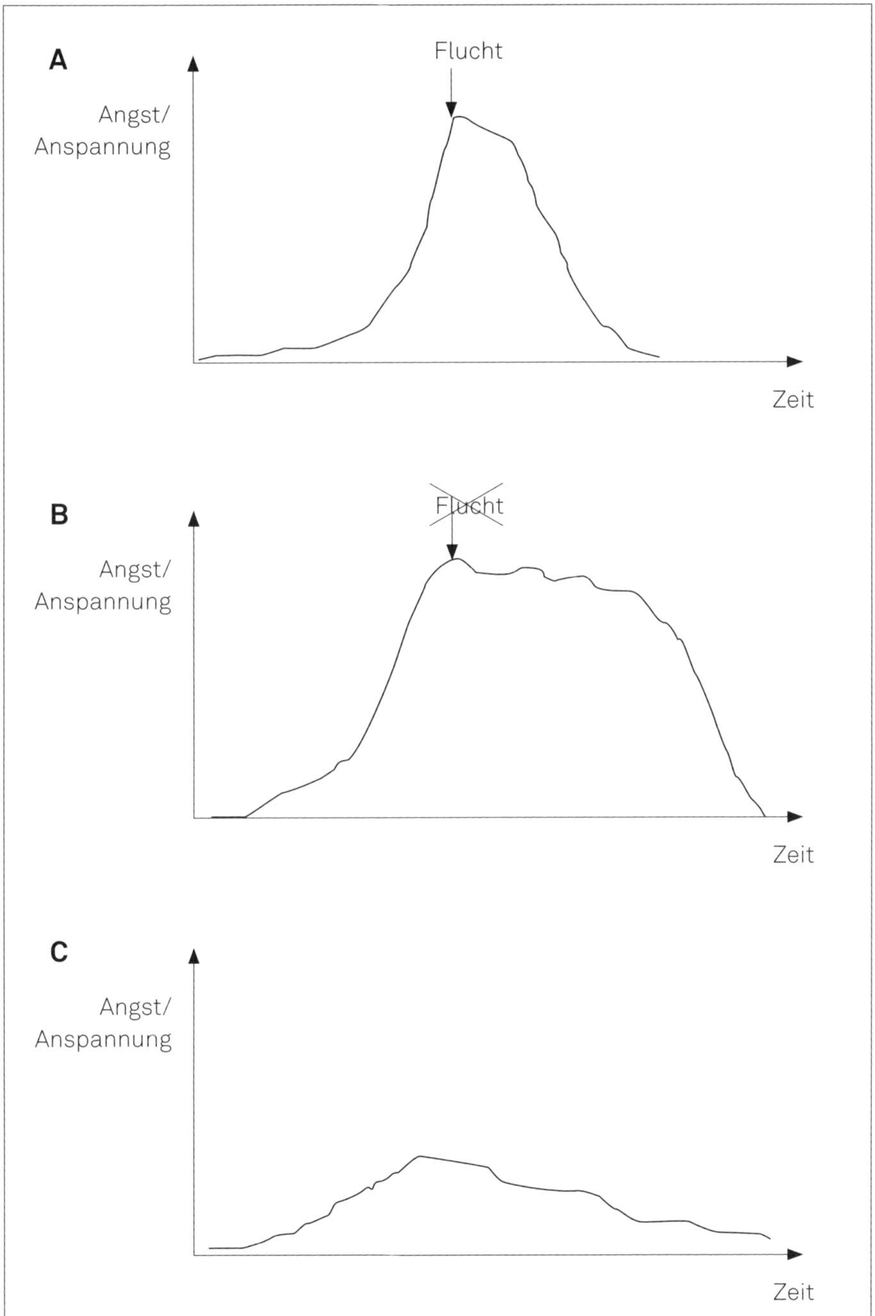

Abbildung 1: Rational zur Beschreibung des Veränderungsprozesses bei Exposition (A = Abfall der Angstkurve bei Flucht/Vermeidung; B = Angstkurve ohne Flucht/Vermeidung; C = Angstkurve nach erfolgter wiederholter Habituation).

Patient mit angstauslösenden Situationen konfrontieren, ohne dass übliche Rituale praktiziert werden

Bei der Planung der Exposition mit Reaktionsverhinderung wird zunächst eine Liste von Situationen erstellt, die der Patient normalerweise vermeidet. Die einzelnen Situationen werden bezüglich des Ausmaßes ihrer Vermeidung bzw. mit ihnen einhergehender Angst (jeweils auf einer Skala von 0 bis 100) in eine Hierarchie gebracht. Zum Sammeln angstbesetzter Situationen kann das „Arbeitsblatt 4: Angstbesetzte Situationen" (vgl. Anhang, S. 70) genutzt werden.

Typische Situationen sind zum Beispiel ohne kaschierende Kleidung oder Make-Up in die Öffentlichkeit zu gehen, an den Strand zu gehen oder bei einer Party einen Toast auszusprechen, ohne vorher das Aussehen kontrolliert zu haben. Normalerweise werden 8 bis 10 Situationen aus einem breiten Spektrum von Vermeidung und Angst ausgewählt. Wichtig ist, dass das zuvor während der kognitiven Arbeit Erlernte auch im Rahmen der Übungen eingesetzt wird. Das heißt, vor der Übung werden mit dem Patienten potenziell auftretende negative Gedanken antizipiert. Teilweise können Imaginationen oder Rollenspiele bei der Identifikation behilflich sein. Die Gedanken sollten dann, wie bereits besprochen, evaluiert und alternative Gedanken formuliert werden. Ebenfalls sollten die in der zu exponierenden Situation auftretenden Rituale erfasst werden. Die Vorbereitung einer Übung sollte strukturiert stattfinden. Ein Arbeitsblatt zur Beschreibung der Situation, der zu erwartenden Gedanken und erarbeiteten Alternativen sowie der zu vermeidenden Rituale ist hierbei hilfreich (vgl. Arbeitsblatt 5 auf S. 71 im Anhang). Es wird graduiert vorgegangen, d.h. mit Situationen am unteren Ende bzw. mittlerem Bereich der Vermeidungs- und Angstskala begonnen. Wenn der Patient dies wünscht, spricht jedoch auch nichts gegen ein massierteres Vorgehen, bei dem von Beginn an ein möglichst hoher (aber gut zu bewältigender) Schwierigkeitsgrad angestrebt wird.

Fallbeispiel: Frau M. (Forts.) – Vorbereitung der Exposition

Th.: Heute wollen wir uns mit einigen Situationen auseinandersetzen, die Sie aktuell vermeiden. Sie haben vor allem von Einladungen und Partys gesprochen.

Frau M.: Ja, wenn mich Freundinnen von früher einladen, sage ich meistens ab, weil ich denke, dass die sofort sehen, wie unförmig und ungelenk ich wegen des großen Busens und dicken Bauchs bin, von meinem Gesicht ganz zu schweigen. Ich schäme mich bereits bei dem Gedanken daran.

Th.: Ich kann mir vorstellen, dass es dann viel angenehmer sein könnte, einfach nicht hinzugehen.

Frau M.: Manchmal gehe ich auch hin, aber schaue meine Freundinnen nicht an, verkrieche mich in einer Ecke und warte, bis die angemessene Zeit rum ist, so dass ich wieder gehen kann. Egal welche Option ich wähle, kurzfristig bin ich erleichtert, weil ich entweder gar nirgends hin muss oder mich zumindest mit niemandem unterhalten muss.

Th.: Sie sagen bereits „kurzfristig“? Was ist mit den längerfristigen Konsequenzen?

Frau M.: Ich bin ziemlich traurig. Wenn ich nämlich so weitermache, werde ich nie etwas Spontanes und Lustiges erleben und noch einsamer werden. Und meine Freundinnen und mein Lebensgefährte machen das auch nicht mehr lange mit, irgendwie auch verständlich.

Th.: Es klingt so, als ob da große Kosten mit der Vermeidung einhergehen ... hinzukommt, dass Sie auch gar nicht wissen, ob die Einladungen wirklich so schlimm gewesen wären, wenn Sie hingegangen bzw. länger dort geblieben wären.

Frau M.: Das stimmt. Ich werde eigentlich immer nur ängstlicher, weil ich denke, dass ich es irgendwann ja auch gar nicht mehr kann.

Th.: Und genau deswegen lohnt es sich, sich der Situation zu stellen. Lassen Sie uns mal das Vorgehen besprechen und sehen, wo Sie noch Fragen haben oder Angst haben, dass etwas schief gehen könnte. Außerdem werden wir in einem nächsten Schritt viele verschiedene Situationen sammeln, die Sie vermeiden, so dass wir darauf eine Hierarchie von der schlimmsten zu der am wenigsten schlimmen Situation bilden können, um so zu entscheiden, mit welcher wir anfangen wollen.

Für die Exposition mit Reaktionsverhinderung spezifische, objektive und erreichbare Ziele festlegen

Für die Durchführung müssen spezifische, objektive und erreichbare Ziele gesetzt und auf dem Arbeitsblatt notiert werden (NICHT: „Ich werde mich im Einkaufszentrum wohl fühlen“; sondern: „Ich werde mich mit dem Mann an der Frischetheke eine Minute unterhalten, Blickkontakt herstellen und mindestens eine Frage stellen“).

Während der eigentlichen Exposition sollte lange genug in der Situation verblieben werden, um die Angst signifikant zu reduzieren (günstigenfalls maximales Rating von 25 auf einer Skala von 0 bis 100). Nach einer erfolgreichen Exposition wird in der Hierarchie eine höher gelegene Situation ausgesucht und sich dieser exponiert. Es ist wichtig, dass der Patient wiederholt und oft übt, so dass die Habituation und damit die Angstreduktion zunehmend früher einsetzen. Zudem soll der Patient während der Exposition dabei unterstützt werden, dass keine Ablenkung von der Angst stattfindet. Aus diesem Grund sollten Therapeut und Patient darauf achten, dass keine subtile Vermeidung oder Rituale durchgeführt werden (Strategien zur Reaktionsverhinderung finden sich in Tabelle 6). Zu beachten ist, dass bei manchen Patienten eine Kombination mehrerer Strategien notwendig wird, um die Rituale wesentlich zu reduzieren.

Tabelle 6: Strategien zur Reaktionsverhinderung bei KDS (übersetzt, adaptiert und verkürzt dargestellt aus Wilhelm et al., 2013)

Eine Auswahl treffen	Da es im Regelfall nicht möglich ist, alle Rituale zu unterlassen (oder nicht in allen Situationen), ist es erforderlich, auszuwählen, welches Ritual zunächst in welchen Situationen unterlassen werden soll.
Ritual zeitlich beschränken	Gute Erfolge können oft erzielt werden, wenn bestimmte Rituale nicht sofort gänzlich unterlassen werden sollen, sondern die Zeit schrittweise verkürzt wird. Dafür muss vorher die Zeit verbindlich festgelegt und das Ritual dann nach der vereinbarten Zeit aufgegeben werden, unabhängig davon, wie das Gefühl ist.
Kontext verändern	Situationen, die üblicherweise Rituale auslösen, sollen umgangen oder frühzeitig verlassen werden. Es kann aber auch die Umwelt so verändert werden, dass das Ritual nicht mehr ausgeführt werden kann (z. B. Taschenspiegel zur Überprüfung des Make-Up nicht mehr mitnehmen).
Konkurrierende Handlungen einführen	Analog zur Reaktionsumkehr (s. u.) können Handlungen durchgeführt werden, die dem Ritual entgegenstehen (z. B. beim Drang, sich die Haare auszureißen, die Hand zur Faust ballen).
Lücken füllen	Wenn es dem Patienten nach und nach gelingt, die Rituale abzubauen, wird dadurch vermutlich eine zeitliche „Lücke" entstehen. Es ist günstig, sich vorher zu überlegen, was in der nun freigesetzten Zeit an positiven Verhaltensweisen erfolgen soll (z. B. Hobby, zum Sport gehen, Freunde treffen).

Im Anschluss an die Übung soll diese evaluiert und die Anstrengung belohnt werden (vgl. Arbeitsblatt 6 auf S. 72 im Anhang). Neben der Tatsache, dass der Verlauf der Angst und Anspannung bewertet werden soll, soll vor allem darauf geachtet werden, ob der Patient seine selbstgesteckten Ziele erreichen konnte. Wenn die Ziele nicht erreicht wurden, sollten Patient und Therapeut nach den möglichen Gründen dafür suchen. Idealerweise kann mit dem Patienten trotzdem etwas Positives (z. B. eine lehrreiche Erfahrung) abgeleitet werden. Auf jeden Fall sollte der Patient aber zum Weitermachen motiviert werden. So kann gegebenenfalls mit einer in der Hierarchie niedrigeren Situation begonnen oder eine bestimmte Situation in Bestandteile zerlegt werden. Unter Umständen können zur nächsten Exposition dann auch vorbereitende Rollenspiele (mit Rollentausch) hilfreich sein.

Sollte beispielsweise keine Angst aufgekommen sein, könnte der Patient subtile Vermeidungstechniken eingesetzt haben (z. B. sich innerlich abgelenkt haben). Diese müssen identifiziert und das Rational der Intervention erneut durchgesprochen werden. Sollte die Exposition erfolgreich verlaufen sein, kann mit dem Patienten herausgearbeitet werden, was er gelernt hat („Die

Leute sind mehr an ihren eigenen Einkäufen interessiert als an mir und meinem Aussehen").

Oft müssen die Patienten auch darin unterstützt werden, sich positiv für die Übung zu verstärken, insbesondere dann, wenn sie nicht so geglückt ist, wie es sich der Patient erhofft hat. Der Therapeut soll den Patienten darin anleiten, etwas Belohnendes zu finden bzw. sich im Anschluss an die Übung etwas Gutes zu tun.

Verhaltensregeln für die Exposition detailliert besprechen

Übungen zur Reaktionsverhinderung können auch unabhängig von den Expositionen durchgeführt werden. Dazu müssen durch eine genaue Beobachtung der Rituale (Ritualtagebuch; vgl. Arbeitsblatt 7 auf S. 73 im Anhang) ihre individuellen Auslöser identifiziert werden (sich z. B. für die Arbeit fertig zu machen kann exzessives Spiegelkontrollieren auslösen; andere Trigger können z. B. eine entgegenkommende attraktive Person oder aber einfach Langeweile sein). Die Rituale sollten sehr differenziert erfasst werden (Auslöser und Art des Rituals, damit einhergehende Kognitionen und Emotionen und die für das Ritual verwendete Zeit). Im Anschluss daran können analog zur Exposition Situationen für die Reaktionsverhinderung aufgelistet und in eine Reihenfolge gebracht werden (einschließlich einer Bewertung, wie viel Stress bei Unterlassung der Rituale aufkommen würde). In einem nächsten Schritt werden ebenfalls analog zu den Expositionssituationen die Übungen zur Reaktionsverhinderung geplant (dafür kann dasselbe Arbeitsblatt genutzt werden wie bei den Expositionssituationen).

Neben Verhaltensritualen vor allem kognitive Vergleichsrituale besprechen

Als besonders schwierig abzubauen gelten kognitive Vergleichsrituale, das heißt das gedankliche Vergleichen des eigenen Körperteils mit dem entsprechenden Körperteil einer anderen Person. Eine hilfreiche Strategie hierbei kann die Stimuluskontrolle sein. So könnte ein Patient, der seine Nase immer mit denjenigen gutaussehender Stars in Hochglanzmagazinen vergleicht, dazu angeleitet werden, sich diese Magazine nicht mehr zu kaufen. Eine zusätzliche Strategie, die sich bei kognitiven Vergleichsprozessen als besonders hilfreich erwiesen hat, ist, den Fokus bei der anderen Person auf das „große Ganze" zu richten, anstatt nur auf spezifische Körperbereiche (z. B. deren Leistungen, deren andere Körperbereiche, deren Gesprächsstil, Klang der Stimme). Auch diese Übungen benötigen neben der strukturierten Vorbereitung auch eine Nachbereitung, in der (Miss-) Erfolge besprochen werden und die Patienten zur Belohnung für ihre Anstrengungen angeleitet werden.

4.6 Aufmerksamkeits-/ Wahrnehmungsretraining

Ein weiterer zentraler Interventionsbaustein ist das Aufmerksamkeits- oder Wahrnehmungsretraining. Es kann vor dem Spiegel stattfinden, aber auch

Dysfunktionales Verhalten, Aufmerksamkeitsmuster und negative, abwertende Selbstbeschreibungen verändern

durch Videos, Fotos oder Gesichts- und Körpermasken, die einen Abdruck des entsprechenden Körperteils erlauben, ergänzt werden. Es ist besonders bei Betroffenen indiziert, die ein dysfunktionales Verhalten gegenüber Spiegeln (in Form von übermäßigem Kontrollieren oder in Form von Vermeidung) entwickelt haben. Außerdem profitieren die Patienten davon, die ihre Aufmerksamkeit verstärkt auf einzelne Körperregionen richten. Geeignet ist das Training ebenfalls für Patienten, die eine negative und abwertende Haltung und Sprechweise gegenüber dem eigenen Körper annehmen *(negativer self-talk)*. Da der Patient während der Übung zur Reaktionsverhinderung bereits eine gewisse Kontrolle über sein Verhalten erlangt hat, soll es nun darum gehen, wie der Patient sich im Umgang mit Spiegeln (und anderen spiegelnden Oberflächen) besser fühlen kann. Die Ziele des Therapiebausteins bestehen darin, einerseits zu einer ganzheitlicheren Betrachtung des eigenen Körpers zurückzukehren, andererseits aber auch eine wertfreie Beschreibung des eigenen Körpers zu erlernen.

Voraussetzungen für diese Übung sind:
- ein Spiegel, der groß genug ist, um damit den ganzen Körper oder zumindest das Gesicht zu reflektieren (kein Taschenspiegel!);
- eine gut ausgeleuchtete Umgebung, die sicherstellt, dass alle Körperregionen gleich stark beleuchtet werden;
- ca. 30 cm weit vom Spiegel wegzustehen, wenn das Gesicht betrachtet wird;
- ca. 100 cm weit wegzustehen, wenn der ganze Körper im Fokus steht.

Natürlich kann auch hier der Schwierigkeitsgrad, sollte die Übung zu bedrohlich sein, etwas reduziert werden, z. B. indem das Licht gedimmt wird oder der Abstand zum Spiegel vergrößert wird.

Zunächst muss der Umgang des Patienten mit Spiegeln genau exploriert werden. Im Speziellen schreibt der Patient 10 bis 15 Situationen auf, in denen Spiegel oder andere Oberflächen vermieden werden oder nur unter Nutzung gewisser Rituale ausgehalten werden können. Dabei sollte der Patient Aspekte bedenken, die die Betrachtung der eigenen Person im Spiegel erleichtern oder erschweren können (wie beispielsweise Art und Größe des Spiegels, Abstand davon, Dauer der Betrachtung, Licht, Camouflage, Betrachtungswinkel und Tageszeit). Auch sollte der Patient nach ganz individuellen Facetten seines Spiegelgebrauchs befragt werden (z. B. wie er seinen Badezimmerspiegel zu Hause benutzt), wozu ein Tagebuch zur Festhaltung aller spiegelbezogenen Situationen hilfreich sein kann. Aus den gefundenen Situationen soll dann eine klassische Angst-/Vermeidungshierarchie gebildet werden (vgl. Arbeitsblatt 4 auf S. 70 im Anhang). Wie bei der Planung von Expositionen mit Reaktionsverhinderung sollten die Situationen so spezifisch und objektiv bewertbar wie möglich sein. Auch für diese Übung wird ein Expositions- und Reaktionsverhinderungsarbeitsblatt vorbereitet, anhand dessen die Übung, deren Ziele, potenziell auftretende negative aussehensbezogene Gedanken und eingesetzte Rituale zusammengefasst werden (vgl. Arbeitsblatt 5 auf S. 71 im Anhang).

Bei der eigentlichen Durchführung des Wahrnehmungsretrainings wird der Patient angewiesen, die einzelnen Körperteile separat von Kopf bis Fuß in einer detaillierten, objektiven, nicht-wertenden Art und Weise zu beschreiben. Es ist als Therapeut ratsam, sich zunächst als Modell zur Verfügung zu stellen und sich vor dem Spiegel stehend exemplarisch wertfrei zu beschreiben, da ein Großteil der Patienten zu Beginn Probleme damit hat, sich wertfrei und in objektiver Sprache zu beschreiben. Auch ist es Aufgabe der Therapeuten, die Patienten wiederholt auf negative Äußerungen gegenüber dem eigenen Körper bzw. Vermeidungsweisen und Rituale aufmerksam zu machen, so dass der Patient seine Sprache und sein Verhalten korrigieren kann. Sollte ein Patient einzelne Körperstellen komplett auslassen, sollte der Therapeut noch einmal spezifisch nach deren Beschreibung fragen. Die Übungen werden ähnlich nachbearbeitet, wie dies bei der Exposition mit Reaktionsverhinderung beschrieben wurde (vgl. Kapitel 4.5). Nach erfolgreichen Spiegelübungen in den Sitzungen soll der Patient dazu ermutigt werden, solche zwischen den Sitzungen alleine einzuüben, bis alle spezifischen Situationen der Hierarchie bearbeitet wurden.

Während des Wahrnehmungsretrainings Körper in wertfreier Sprache, ohne gesonderte Aufmerksamkeit für wahrgenommene Makel beschreiben

Fallbeispiel: Frau M. (Forts.) – Spiegelkonfrontation

Th.: Wir haben ja das letzte Mal verabredet, heute eine Spiegelkonfrontation durchzuführen, wobei wir uns auf den ganzen Körper konzentrieren und alle Körperteile von Kopf bis Fuß durchgehen wollen. Erinnern Sie sich noch daran, wie Sie sich nun beschreiben sollen?

Frau M.: Ja, ich soll versuchen, allen Körperteilen gleich viel Aufmerksamkeit zu schenken. Das wird mir sicher schwerfallen, weil ich mich wahrscheinlich wie jeden Morgen an meiner Nase aufhängen werde. Und meinen Bauch und meine Beine finde ich ja auch schrecklich...

Th.: Es kann sehr gut sein, dass das passiert, rein aus der Gewohnheit heraus. Es wird dann meine Aufgabe sein, Sie wieder in die Konfrontationsübung zurückzuholen, so dass Sie weitermachen können. Fällt Ihnen sonst noch eine Regel ein, die wir vereinbart hatten?

Frau M.: Ja, ich soll versuchen, über alle Körperteile wertfrei zu sprechen, also nicht sagen, dass die Nase abscheulich aussieht.

Th.: Genau! Sind Sie bereit zu beginnen? *(Patientin nickt, und beide stellen sich vor den Spiegel.)*

Frau M.: Gut, dann fange ich mal an... einfach bei den Haaren. Also, ich habe braune Haare mit einigen vereinzelten grauen Härchen.

	Die sind ungefähr 8 cm lang, ziemlich gerade, und ich trage den Scheitel leicht links. Meine Stirn ist nicht sehr hoch und zeigt einige tiefe horizontale Falten, die sich richtig hässlich einbrennen.
Th.:	Darf ich Sie kurz daran erinnern, bewertungsfrei zu bleiben?
Frau M.:	Ähmm, ja. Also, ich habe horizontale Falten und dann relativ buschige braune Augenbrauen über grün-braunen Augen. Dazwischen ist meine große fette Nase.
Th.:	Hmm, versuchen Sie es noch mal wertfrei...
Frau M.:	Ja, o.k. Also, dazwischen ist meine Nase, die gerade runter geht...

4.7 Abschluss der Behandlung und Auffrischungssitzungen

Die Sitzungen zur Rückfallprävention dienen dazu, den Patienten auf das Ende der Therapie vorzubereiten und dabei mögliche Ängste und Bedenken bzgl. des anstehenden Behandlungsendes zu thematisieren. Ebenso sollte betont werden, welche Fortschritte der Patient gemacht hat und dass diese Erfolge auf dem Einsatz des Patienten und nicht dem des Therapeuten beruhen. An dieser Stelle sollte auch wieder der sokratische Dialog zum Einsatz kommen, um mit dem Patienten das Für und Wider der Beendigung der Therapie zu erarbeiten (sich mehr auf sich selbst verlassen und mehr Zeit für andere Aktivitäten zu haben vs. der Mangel an einem regelmäßigen Gesprächspartner für schwierige Themen, was vielleicht durch die Entdeckung anderer Unterstützungsquellen wettgemacht werden kann). Des Weiteren sollten die Sitzungsinhalte der Therapie wiederholt werden. Dabei sollten vor allem die erfolgreich angewandten Methoden hervorgehoben werden, so dass der Patient auch nach Abschluss der Therapie eine Art Sammlung davon (z.B. im Sinne eines Handwerkskoffers) zur Verfügung hat.

Ebenso sollten mögliche Rückfälle mit dem Patienten thematisiert werden. Der Therapeut hilft dem Patienten dabei, potenziell stressige Situationen und assoziierte Probleme, die einen Rückfall begünstigen können, zu antizipieren und die erarbeiteten Bewältigungsstrategien (z.B. kognitive Umstrukturierung) einzusetzen. Idealerweise werden die letzten Sitzungen gestreckt, das heißt diese finden z.B. nur alle zwei Wochen oder monatlich statt, so dass der Patient dazwischen üben kann, sogenannte Selbsttherapiesitzungen durchzuführen mit dem Ziel, das in der Therapie Erlernte zu wiederholen und fortlaufend anzuwenden bzw. mögliche Schwierigkeiten in den noch verbleibenden Sitzungen nachzubesprechen.

4.8 Optionale zusätzliche Behandlungsschwerpunkte

4.8.1 Suizidalität

Suizidalität engmaschig überwachen

Ein Großteil der Betroffenen leidet unter Suizidgedanken bis hin zu konkreten Handlungsabsichten. Mehrere Studien belegen, dass 22 bis 25% der Betroffenen schon einmal versucht haben, sich aufgrund ihrer Sorgen um das Aussehen das Leben zu nehmen. Aus diesem Grund ist ein engmaschiges Überwachen der Suizidalität unabdingbar, und es sollte ggf. überprüft werden, ob ein ambulantes (vs. stationäres) Setting für die Behandlung geeignet ist (vgl. Tabelle 7, vgl. auch Karte „Notfallplan bei erfolgtem Suizidversuch und geäußerten Selbsttötungsabsichten" am Ende des Buches). Tabelle 7 spiegelt eine Kurzanleitung für eine Kurzintervention wider. Für die Behandlung von Suizidalität sei auf das Buch von Teismann und Dorrmann (2014) verwiesen.

Tabelle 7: Prozessmodell für die Krisenintervention bei suizidalen Patienten (in Anlehnung an Teismann & Dorrmann, 2014)

Herstellung einer tragfähigen Beziehung und Exploration	Offenes und angstfreies Ansprechen der Suizidabsichten, verbales und nonverbales Spiegeln, Respekt und Wertschätzung, positive Konnotationen und Komplimente.
Risikoabschätzung	Beurteilung der aktuellen Suizidgefährdung unter Abklärung von Art und Ausmaß der suizidalen Gedanken und Verhaltensweisen, u.a. • Häufigkeit / Dauer / Intensität / Auslöser / Spezifität der Suizidgedanken • konkrete Planung • Verfügbarkeit der Mittel • Vorbereitungen / Probehandlungen • Entschlossenheit zu suizidalen Impulsen • Suizidmotiv • Hoffnungslosigkeit • soziale Isolation • Eindruck, eine Last für andere zu sein • Furchtlosigkeit vor Schmerz, Sterben und Tod • Agitiertheit, Impulsivität und Selbstkontrolle.
Zeit gewinnen – Reflexion anregen	Neugier wecken, Ambivalenz fördern, ggf. behutsam kognitive Dissonanz erzeugen. Ziel: Bereitschaft des Patienten fördern, seine Entscheidung noch etwas aufzuschieben.
Selbstkontrolle fördern	Selbstverpflichtung, Versprechen (Non-Suizid-Vertrag), Copingstrategien, Notfallplan. Ziel: Befähigung des Patienten, die Suizidimpulse für eine gemeinsam festgelegte Zeit zu kontrollieren.

Tabelle 7: (Fortsetzung)

Konfrontation	Bei geringer Compliance oder Selbstkontrolle: Anwendung konfrontativer Interventionen und imaginativer Techniken. Ziel: Erzeugung kognitiver Dissonanz, Verunsicherung des Patienten auf die Folgerichtigkeit seiner Entscheidung.
Setting bestimmen	Ambulantes Setting (ggf. mit Unterstützung durch nahestehende Bezugspersonen) vs. stationäres Setting (freiwillig oder auf rechtlicher Grundlage).

4.8.2 Hautmanipulationen und Haareausreißen

Einige Betroffene praktizieren Hautmanipulationen oder Haareausreißen

Ungefähr ein Drittel der Betroffenen zeigt wiederholtes Zupfen, Reißen oder Drücken der Haut (sog. Skin Picking). Im Gegensatz zu Personen mit einer Dermatillomanie bezieht sich das Manipulieren jedoch primär auf den Wunsch, das Aussehen der Haut zu verbessern. So versuchen Betroffene u. a., vermeintliche Hautveränderungen oder Unebenheiten (z. B. Pickel, Mitesser, große Poren, Narben, Schuppen) zu beheben. Dies geschieht entweder mithilfe der Finger oder Fingernägel (u. a. durch Aufdrücken, Aufkratzen, Ausquetschen oder Abreißen von Hautfetzen) oder mithilfe von Pinzetten, Nadeln oder Rasierklingen, was im schlimmsten Fall zu ernsthaften Gewebeschäden (Wunden, Vernarbungen oder Entzündungen) der Haut führen kann. Darüber hinaus reißen sich einige Betroffene die Haare aus (Wilhelm et al., 2013). Hierbei kann es sich um Kopfhaare oder auch Gesichtshaare bzw. -flaum, Arm- oder Beinbehaarung und Haare im Intimbereich handeln. Auch hier bezieht sich das Ausreißen der Haare nicht primär auf den unwiderstehlichen Drang des Haareausreißens und den damit verbundenen Spannungsabbau, sondern vielmehr auf den Wunsch, das eigene Aussehen verbessern zu wollen. So zupfen sich manche Betroffene wiederholt die Augenbrauen oder Wimpern bzw. reißen sich die Armbehaarung aus. Haareausreißen und Skin Picking führen häufig paradoxerweise zu sichtbaren negativen Veränderungen des Aussehens, die Betroffenen „erzeugen" durch ihr Verhalten einen Makel. Dieses kann wiederum zur Folge haben, dass sich die Betroffenen noch mehr Sorgen um ihr Aussehen machen, sich schuldig fühlen, Vorwürfe machen oder Wut auf sich selbst empfinden.

Bei Symptomen der Dermatillomanie bzw. Trichotillomanie (Haareausreißens) hat sich das verhaltenstherapeutische Training der Reaktionsumkehr als wirksam erwiesen (sog. Habit Reversal-Training; für eine ausführliche Anleitung siehe Azrin & Nunn, 1973). Im ersten Schritt lernt der Betroffene durch angeleitete Selbstbeobachtung (insbesondere mithilfe von Protokollen), wann in welchen Situationen unter welchen Bedingungen bzw. bei welchen Auslösern es zum Problemverhalten kommt und welche Emotionen hierbei eine Rolle spielen. Somit wird dem Patienten zunehmend bewusst, unter welchen Umständen es wahrscheinlich wieder zum Problemverhalten kommt (d.h. welche Risikosituationen bestehen). Hierbei ist es besonders wichtig, dass der Patient die Frühwarnzeichen erkennt. Dies kann ein konkreter Gedanke sein („Ich habe bestimmt einen Pickel im Gesicht") oder das diffuse Gefühl, die Haut könne verstopft und unrein sein. Im nächsten Schritt lernt der Patient, bei den ersten Frühwarnzeichen eine inkompatible Gegenreaktion durchzuführen. Hierbei handelt es sich um ein alternatives Verhalten, das mit dem Manipulieren der Haut bzw. dem Ausreißen der Haare nicht vereinbar ist und somit das Unterlassen des Problemverhaltens (z.B. Ausdrücken des vermeintlichen Pickels) erleichtert (vgl. Kasten). Die Gegenreaktion sollte mindestens eine Minute lang bzw. solange durchgeführt werden, bis der Drang zum Problemverhalten deutlich abgenommen hat. Das Erlernen von Entspannungstechniken kann zusätzlich sinnvoll sein, insbesondere wenn Stress als auslösender Faktor eine Rolle spielt.

Typische inkompatible Gegenreaktionen zur Behandlung von Hautmanipulationen und Haareausreißen

- Die Hand zu einer Faust ballen.
- Die Hände in den Hosentaschen lassen.
- Sich beim Sitzen auf die Hände setzen.
- Die Hände ineinander verschränken.

Ebenso ist die Identifikation problematischer Verhaltensketten wichtig (siehe Fallbeispiel), um diese möglichst zu Beginn durch das Implementieren einer inkompatiblen Gegenreaktion zu unterbrechen.

Die Identifikation von Verhaltensketten unterstützt Anwendung von habit reversal

Fallbeispiel

Th.: Beschreiben Sie mir die Situationen näher, bei denen Sie anfangen, an Ihrer Haut zu drücken. Was genau passiert da, Schritt für Schritt?

Pat.: Okay, ich stehe morgens vor dem Badezimmerspiegel und knipse extra das Badezimmerspiegellicht an. Da sehe ich meine Haut dann immer besonders hell. Dann beuge ich mich ganz nahe zum Spiegel vor, um mich noch besser sehen zu können. Ich hebe meine rechte Hand zum Gesicht hoch und fahre dann mit ihr über meine Gesichtshaut, fange dabei meistens bei meiner linken Wange an. Wenn ich eine Verdickung der Haut spüre, fange ich an zu drücken.

Im Fallbeispiel wäre es sinnvoll, möglichst zu Beginn der problematischen Verhaltenskette eine inkompatible Gegenreaktion einzuüben. Dies könnte so aussehen, dass der Patient vor dem Badezimmerspiegel die Hand, die er zum Manipulieren benutzt, zu einer Faust ballt oder in die Hosentasche steckt, bis der Drang zum Drücken nachgelassen hat.

Eine weitere sinnvolle Maßnahme sind Stimuluskontrolltechniken, mit deren Hilfe die Kontextbedingungen des Problemverhaltens so verändert werden, dass das Problemverhalten gar nicht oder nur erschwert durchgeführt werden kann. So kann der Betroffene dazu angehalten werden, Situationen zu verlassen, in denen der Drang auftritt, sich die Haut zu manipulieren oder Haare auszureißen. Genauso können einzelne Elemente der kritischen Situationen bzw. Faktoren verändert werden (z. B. Entfernen von Pinzetten aus der Wohnung, Fingernägel kurz schneiden, Schlafen mit Handschuhen bei spät abendlichem Zupfen der Haut).

4.8.3 Wunsch nach kosmetischen, dermatologischen oder ästhetisch-chirurgischen Behandlungen

Wunsch nach Therapien explorieren und über Symptomverschlechterung aufklären

Wie schon in Kapitel 4.1 erwähnt führen nicht psychologische / nicht psychiatrische Behandlungen in der Regel nicht zu einer Verringerung bzw. oftmals sogar zu einer Verschlechterung der KDS-Symptomatik. Trotzdem findet man in der klinischen Praxis, insbesondere bei geringer oder fehlender Krankheitseinsicht, häufig den Wunsch nach genau solchen Behandlungen. Dieser kann sowohl zu Beginn als auch im Verlauf einer psychotherapeutischen Behandlung auftreten. Äußert der Patient Interesse an einer solchen Behandlung, ist zunächst eine ausführliche Exploration wichtig: Um welche Prozedur handelt es sich? Handelt es sich hierbei zunächst nur um einen Wunsch oder liegt schon ein konkreter Behandlungsplan vor? Hat der Patient schon mit dem jeweiligen Arzt gesprochen? Gibt es schon einen Termin für die geplante Prozedur? Darüber ist eine ausführliche Psychoedukation wichtig, die die Information beinhalten sollte, dass basierend auf empirischen Studien diese Behandlungen bei KDS nicht indiziert sind und sogar zu einer Verschlechterung der Symptomatik führen können. Darauf aufbauend hat es sich in der klinischen Praxis als hilfreich erwiesen, den Patienten eine Liste mit den Vor- und Nachteilen einer solchen Behandlung erstellen und die Validität der einzelnen Argumente evaluieren zu lassen. Für die Pro-Kontra-Überlegungen kann Arbeitsblatt 3 (vgl. Anhang, S. 68 / 69) benutzt werden. Wichtig ist hierbei für die therapeutische Beziehung, den Patienten in seinen Wünschen und Erwartungshaltungen bzgl. nicht psychologischer Behandlungen ernst zu nehmen. Insbesondere bei geringer oder fehlender Krankheitseinsicht kann es sein, dass der Patient sich nicht von seinem Behandlungswunsch bzw. -vorhaben (z. B. einem bereits geplanten chirurgischen Eingriff) abbringen lässt.

Hat der Patient sich z. B. bereits bei einem ästhetisch-plastischen Chirurgen vorgestellt, ist es hilfreich, sich das Einverständnis des Patienten einzuholen, mit dem jeweiligen Behandler zu sprechen und ihn über die KDS aufzuklären. Stimmt der Patient dem nicht zu, sollte man genau explorieren, ob sich der Patient zumindest darauf einlassen kann, die geplante Behandlung aufzuschieben, bis die Therapie beendet ist. Erfahrungsgemäß lässt mit Verbesserung der Symptomatik zum Behandlungsende auch der Wunsch nach solchen Behandlungen nach.

4.8.4 Muskeldysmorphie

Insbesondere bei Männern kann die Sorge vorliegen, zu schmal gebaut oder nicht muskulös genug zu sein. Zur Diagnoseabsicherung in Bezug auf eine vorliegende Muskeldysmorphie sollten Sie den Betroffenen über spezifische Sicherheitsverhaltensweisen befragen:

- Repetitives und exzessives Gewichtheben;
- Ausgeprägtes (Muskelaufbau-)Training (z. B. länger als eine Stunde, mehrfach die Woche);
- Anabolikagebrauch (oder andere Substanzen, die den Muskelaufbau unterstützen sollen);
- Das Training wird trotz Erkrankungen oder Verletzungen durchgeführt, oder andere wichtige Dinge werden aufgrund des Trainings vernachlässigt;
- Spezifische Ernährungsgewohnheiten, die rigide eingehalten werden und den Muskelaufbau unterstützen sollen (z. B. eine Diät mit viel Protein-, aber wenig Fettzufuhr);
- Versuche, die Statur zu kaschieren oder vor anderen zu verbergen (übergroße Kleidung tragen, keine öffentlichen Umkleidekabinen nutzen).

Da sich betroffene Männer mit (vs. ohne) Muskeldysmorphie weder im Schweregrad der KDS noch in der Ausprägung der Wahnhaftigkeit oder der Anzahl der Regionen, die als makelbehaftet beurteilt werden (über die Statur / Muskularität hinaus) unterscheiden (Pope et al., 2005), kann eine KDS-Therapie wie in Kapitel 4.1 bis 4.7 beschrieben erfolgen. Allerdings scheinen Betroffene mit Muskeldysmorphie ein höheres Suizidrisiko, eine niedrigere Lebensqualität sowie eine stärkere Affinität zu Substanzgebrauch, insbesondere zu anabolen Steroiden, zu haben.

Bei Muskeldysmorphie höheres Suizidrisiko, niedrigere Lebensqualität und stärkerer Substanzgebrauch

Insbesondere über die Schädlichkeit des Gebrauchs von anabolen Steroiden (oder anderen Substanzen zur Beeinflussung der Körperform) sollte der Patient aufgeklärt werden. Anabole Steroide erhöhen sowohl das Risiko körperlicher Erkrankungen (z. B. Risiko für Herzerkrankungen, Schlaganfall, Prostatakrebs) als auch die Gefahr psychiatrischer Notfälle (z. B. bedingt durch Aggressionen, Irritierbarkeit, Depressionen). Werden sie abgesetzt, können

Beim Konsum von leistungs- und aussehensverbessernden Substanzen Rücksprache mit Arzt indiziert

sie Lethargie, Appetitlosigkeit, Depressionen und Suizid (-gedanken) als Entzugssymptome verursachen. Andere Substanzen, die von Patienten zur Beeinflussung der Körperform eingenommen werden könnten, sind Stimulanzien, Diuretika, Clenbuterol, antikatabolische Mischungen, Schmerzmittel, Substanzen zur Anhebung des Testosteronspiegels sowie Hormone. Alle diese Substanzen bergen bestimmte Risiken. Es wird empfohlen, sich bei vorliegender Schweigepflichtsentbindung mit einem Arzt zu beraten, sollten Patienten mit Muskeldysmorphie von einem Gebrauch anaboler Steroide oder anderer Substanzen berichten.

Das mit der Muskeldysmorphie oftmals einhergehende spezifische Diätverhalten ähnelt in der Rigidität dem Diätverhalten bei Anorexia Nervosa. Im Einzelfall kann es also nötig sein, Elemente einer Essstörungsbehandlung in die Behandlung mit einzubeziehen, wie z. B. Ernährungsprotokolle, Normalisierung des Essverhaltens und Abbau von „verbotenen" Nahrungsmitteln. Für die Durchführung dieser spezifischen Interventionen wird auf die entsprechenden Bände zu Essstörungen (vgl. Kapitel 1.5) verwiesen.

4.8.5 Imagery Rescripting

Viele KDS-Betroffene berichten von aversiven mentalen Bildern, die häufig mit als belastend erlebten Erinnerungen verknüpft sind. Häufig beziehen sich die Erinnerungen auf das Aussehen, wie zum Beispiel Situationen in der Vergangenheit, in denen man diesbezüglich gehänselt wurde. Intrusive mentale Bilder sind auch im Störungsmodell von Veale (2004) als aufrechterhaltender Faktor der KDS verankert (vgl. Kapitel 2). Daher ist es für manche Patienten durchaus sinnvoll, in der Therapie diese mentalen Bilder zu verändern. So existieren bei der Behandlung der Posttraumatischen Belastungsstörung und der Sozialen Angststörung bereits empirisch abgesicherte Belege, dass die Reskribierung mentaler Bilder für die Patienten hilfreich sein kann, um Symptome zu reduzieren (z. B. Arntz, Tiesema & Kindt, 2007). Veale und Neziroglu (2010) empfehlen in ihrem Behandlungsmanual der KDS dringend die Bearbeitung der mentalen Bilder; die empirische Befundlage ist derzeit jedoch noch wenig gesichert. Bislang gibt es zwei erfolgversprechende Pilotstudien (Ritter & Stangier, 2016; Willson, Veale & Freeston, 2016). Das ursprünglich aus der Behandlung von Belastungs- und Angststörungen stammende Verfahren kann für die KDS modifiziert werden, wenn der Patient Erinnerungen an traumatisch erlebte oder sehr aversive Erfahrungen berichtet, die zusammen mit mentalen Bildern auftauchen.

Veränderung aversiver mentaler Bilder

Das Verfahren zur Reskribierung beinhaltet in der Regel drei Schritte. Hier wird die Reskribierung nur kurz skizziert, für eine ausführliche Anleitung verweisen wir u. a. auf das Manual von Smucker, Reschke und Kögel (2008):

1. *Die Erfahrung imaginativ wiedererleben.* Wichtig ist, die Erfahrung aus der Perspektive wiederzuerleben, die damals (und nicht heute) vorlag (z. B. aus der Perspektive eines Jugendlichen). Der Patient soll dazu bequem auf einem Stuhl sitzen und die Augen schließen. Dann soll er die Erfahrung beschreiben, und zwar Stück für Stück wie in einem Drehbuch. Die Beschreibung soll in der Ich-Form und der Gegenwart erfolgen, so, als würde sie gerade jetzt passieren. Einleitend soll der Patient sagen, wie alt er ist, und wo er sich gerade befindet („Ich bin 13 Jahre alt und stehe auf dem Schulhof. Die anderen Kinder hänseln mich wegen meiner Nase."). Danach kommt eine genaue Beschreibung der Sinneseindrücke und Gefühle. Der Patient soll auch sagen, ob es Verbindungen zum Aussehen gibt, und was die Situation für ihn bedeutet. Ziel ist, zu verstehen, was dieses Kind genau jetzt in dieser Situation gerade braucht (z. B., dass die Lehrerin kommt und ihn gegen die anderen Kinder verteidigt). Zum Schluss wird mit dem Patienten sokratisch disputiert, ob es aus erwachsener Sicht eine alternative Bewertung der Situation gibt, und welche.
2. *Die Erinnerung aus der Perspektive des Erwachsenen wiederholen.* Die Situation wird wieder durchlebt, dieses Mal allerdings aus der Perspektive eines Erwachsenen-Selbst, welches dem jüngeren Selbst gegenüber mitfühlend und verständnisvoll ist. Das Erwachsenen-Selbst versucht, die zuvor explorierten Bedürfnisse des Kindes zu befriedigen – das könnte zum Beispiel sein, das Kind an der Hand aus der Situation zu führen, oder die anderen Kinder zurechtzuweisen. Notfalls kann der Patient auch die Rolle eines von ihm als kompetent erachteten anderen Erwachsenen annehmen, wenn er Schwierigkeiten hat, sein Erwachsenen-Selbst entsprechend einzusetzen. Die Reskribierung fängt immer damit an, dass der jeweils aktive Teil des Selbst benannt wird (z. B. „Ich bin jetzt mein Erwachsenen-/Kind-/Adoleszenten-Selbst"). Falls der Patient die Rolle eines anderen Erwachsenen angenommen hat, wird diese benannt („Ich bin jetzt meine damalige Lehrerin"), danach wird der Kontext beschrieben. Die Imagination endet mit dem Verlassen der Situation.
3. *Die Erinnerung verändern.* In der dritten Stufe soll schließlich die Erinnerung verändert werden. Der Patient soll die Situation noch einmal aus der Perspektive seines jüngeren Selbst erleben – diesmal soll allerdings das Erwachsenen-Selbst in der Szene erscheinen und Hilfestellung leisten. In unserem Beispiel könnte das sein, dass der Patient die Situation auf dem Schulhof wieder erlebt, und das Erwachsenen-Selbst dem Kind die Hand reicht und es aus der Situation führt. Das jüngere Selbst kann auch befragt werden, ob es in der Situation noch etwas anderes braucht, um sich besser zu fühlen (z. B., dass das Erwachsenen-Selbst ihm über die Haare streicht). Dieses neue Material wird dann zusätzlich in die Situation mit eingebracht.

Dieses Vorgehen soll nach Möglichkeit auch von dem Patienten als Hausaufgabe geübt werden, bis das ursprünglich erlebte mentale Bild nicht mehr als bedrohlich und wahr erlebt wird.

4.9 Psychopharmaka

4.9.1 Selektive Serotonin-Wiederaufnahmehemmer (SSRIs)

SSRIs sind wirksam

Es gibt mittlerweile eine Vielzahl an Studien zur Überprüfung der Wirksamkeit psychopharmakologischer Behandlungen der KDS, wobei sich insbesondere selektive Serotonin-Wiederaufnahmehemmer (SSRIs) als wirksam erwiesen haben (siehe auch Williams, Hadjistavropoulos & Sharpe, 2006). Im Speziellen konnte gezeigt werden, dass die Einnahme von SSRIs sowohl die störungsspezifische Symptomschwere (Häufigkeit von störungstypischen Gedanken sowie repetitiven Verhaltensweisen bzw. Vermeidung) als auch die damit verbundene Belastung und den Grad der Überzeugung bzgl. der aussehensbezogenen Annahmen reduziert. Weitere Verbesserungen wurden in den Bereichen der depressiven und Angstsymptomatik, Somatisierung, Suizidalität sowie dem allgemeinem psychosozialen Funktionsniveau gefunden.

Verzögerter Wirkeintritt und höhere Dosierung

Die Wirksamkeit eines SSRIs für die Behandlung der KDS hängt jedoch von mehreren Faktoren ab. Zum einen ist es ähnlich wie bei der medikamentösen Behandlung der Zwangsstörung wichtig zu beachten, dass die wirksame Medikamentendosis im Vergleich zur Behandlung der Depression im Durchschnitt deutlich höher liegt (vgl. Tabelle 8; Phillips, 2005c). Zum anderen sollte die Wirkung des entsprechenden Medikamentes mindestens über einen Zeitraum von 12 bis 16 Wochen beobachtet werden, bevor ein alternatives Medikament verschrieben wird, da es erfahrungsgemäß bei der Behandlung der KDS im Vergleich zur Behandlung von Depressionen länger dauert, bis eine Symptomverbesserung eintritt (z. B. Phillips, 2005c).

Tabelle 8: Gängige Medikation zur Behandlung der KDS (aus Phillips, 2005c, Abdruck erfolgt mit Genehmigung von Oxford University Press)

Wirkstoff	Handelsname in Deutschland	Durchschnittliche tägl. Dosis für KDS-Patienten und Standardabweichung (in Klammern)
Citalopram	Cipramil®, Cipram®	66 mg (36 mg)
Escitalopram	Cipralex®	29 mg (12 mg)
Fluvoxamin	Fevarin®	308 mg (49 mg)
Fluoxetin	Fluxet®	67 mg (24 mg)
Paroxetin	ParoLich®, Paroxalon®, Paroxat®, Seroxat®, Tagonis®	55 mg (13 mg)
Sertralin	Zoloft®	202 mg (46 mg)
Clomipramin	Anafranil®	203 mg (53 mg)

4.9.2 Sonstige Psychopharmaka

Eine Studie von Hollander und Kollegen (1999) untersuchte im direkten Vergleich die Wirksamkeit von trizyklischen Antidepressiva (Clomipramin und Desipramin), wobei sich das Clompiramin, welches als trizyklisches Antidepressivum u. a. die Wiederaufnahme von Serotonin hemmt, als wirksamer erwies als Desipramin.

Da die Überzeugungen bzgl. des Aussehens oftmals wahnhafte Züge annehmen, kommt es in der klinischen Praxis immer wieder vor, dass die Patienten ohne ausreichende Indikation zusätzlich zu einem SSRI mit Antipsychotika / Neuroleptika behandelt werden. Die Befundlage zur augmentativen Behandlung mit Neuroleptika ist jedoch gering und wenig einheitlich. In Einzelfallstudien konnte bei therapieresistenter KDS eine Augmentation von Fluvoxamin mit dem atypischen Neuroleptikum Aripiprazol positive Effekte erzielen (Uzun & Özdemir, 2010). Eine Augmentation von Fluoxetin mit einem typischen Neuroleptikum (Olanzapin) hingegen erzielte bei allen sechs behandelten Patienten keine oder nur minimale Effekte (Phillips, 2005a). In einer weiteren Placebo-kontrollierten Studie mit 28 KDS-Patienten, von denen 11 Pimozid und 18 ein Placebo zusätzlich zu Fluoxetin erhielten, war die Augmentation mit Pimozid nicht effektiver als eine Placebo-Augmentation: Zwei Personen (18,2 %) sprachen zwar auf Pimozid an, jedoch zeigten drei Personen (17,6 %) ebenso eine Besserung unter dem Placebo (Phillips, 2005b).

Wirksamkeit der Augmentation mit Neuroleptikum fraglich

4.10 Weitere Behandlungsansätze

Zur wenig belegten Wirksamkeit von medizinischen Behandlungsmaßnahmen, die direkt auf die Korrektur des wahrgenommenen Makels abzielen, verweisen wir auf Kapitel 4.8.3, so dass davon abzuraten ist.

In letzter Zeit werden auch andere, bei anderen Störungen bereits erprobte Behandlungsansätze für die Behandlung der KDS angewendet, manche davon aus der „klassischen“ KVT entsprungen. So finden sich bereits einzelne Belege für die Wirksamkeit von Akzeptanzbasierter Expositionstherapie (Linde et al., 2015), Inferenzbasierter Therapie (Taillon, O’Connor, Dupuis & Lavoie, 2013) und Metakognitiver Therapie (Rabiei, Mulkens, Kalantari, Molavi & Bahrami, 2012). Auch EMDR (Eye Movement Desensitization and Reprossesing) wurde in einer Einzelfallstudie bereits angewendet, wobei von sieben Patienten sechs profitiert haben (Brown, McGoldrick & Buchanan, 1997). Die Wirksamkeit psychodynamischer Verfahren ist in Studien bislang wenig überprüft worden. In einer publizierten Kasuistik eines Patienten in psychoanalytischer Behandlung führten 650 Sitzungen nicht zu einer Heilung, aber zu einer erheblichen Besserung des Umgangs des Patienten mit sich selbst (Thess, 2014).

5 Effektivität

Obwohl es bereits seit Ende der Siebziger Jahre vereinzelt Einzelfallbeschreibungen der KDS gibt, bei denen Techniken wie systematische Sensibilisierung, angewandte Entspannung oder soziales Kompetenztraining angewendet wurden, ist erst in den letzten zwei Dekaden das Interesse an der Erforschung und Verbreitung psychotherapeutischer sowie psychopharmakologischer Behandlungsmethoden für die KDS deutlich gestiegen. Nach derzeitigem Forschungsstand haben sich sowohl kognitiv-behaviorale Behandlungsmethoden als auch medikamentöse Therapien mit selektiven Serotonin-Wiederaufnahmehemmern (SSRIs) als wirksam erwiesen und sind derzeit auch als Therapie der Wahl anzusehen.

Behandlung der Wahl: kognitiv-behaviorale und SSRI Therapie

So gibt es mittlerweile mehrere vielversprechende randomisierte, kontrollierte kognitiv-behaviorale Therapiestudien zur Behandlung der KDS (Rosen, Reiter & Orosan, 1995; Veale et al., 1996; McKay et al., 1997; Gournay, Veale & Walburn, 1997; Wilhelm et al., 2014). Die Ergebnisse dieser Studien weisen eindeutig darauf hin, dass KVT im Vergleich zu keiner Behandlung bzw. einer Wartezeit sehr wirksam in der Reduktion körperdysmorpher und depressiver Symptomatik ist, und diese Behandlungserfolge auch über die Katamnesen bis zu sechs Monate hinweg stabil bleiben.

In einer Metaanalyse von Williams und Kollegen (2006) konnten große Effekte auf die KDS- (r = .51) und die depressive Symptomatik (r = .39) nachgewiesen werden. Dabei wurden größere Effektstärken für die psychologische gegenüber der medikamentösen Behandlung gefunden. Eine weitere Metaanalyse, die sieben randomisiert-kontrollierte Studien integrierte, die die Wirksamkeit einer kognitiv-verhaltenstherapeutischen Intervention untersuchten, konnte diese guten Effekte bestätigen und zeigte, dass die Reduktion des KDS-Symptomatik in der Interventions- verglichen mit der Wartelistenkontrollgruppe signifikant größer war (delta = −1,22, 95 % CI = −1,66 bis −0,79; Harrison, Fernandez de la Cruz, Enander, Radua & Mataix-Cols, 2016). Die Metaanalyse brachte zudem hervor, dass es die kognitiv-verhaltenstherapeutische Intervention auch eine signifikant stärkere Wirkung auf die depressive Symptomatik (5 Studien, delta = −0,49, 95 % CI=−0,76 bis −0,22) und die Wahnhaftigkeit der aussehensbezogenen Gedanken (4 Studien; delta = −0,56, 95 % CI= −0,93 bis −0,19) hatte. Drei eingeschlossene Studien zeigten zudem, dass die Verbesserungen in der KDS-Symptomatik auch innerhalb eines 2,4-monatigen Follow-ups-Zeitraums in der Interventionsgruppe bestehen blieben (delta = −0,89, 95 % CI = −1,24 bis −0,54). Zusätzlich konnte gezeigt werden, dass eine Gabe von Escitalopram sechs Monate über die Akutphase hinaus (im Vergleich zu einer Placebobedingung) Rückfälle vermindern kann (Phillips et al., 2016).

Zusammenfassend liefert der aktuelle Forschungsstand vielversprechende Belege für die Effektivität kognitiv-behavioraler Therapien zur Behandlung der KDS, sowohl was die körperdysmorphe als auch depressive Begleitsymptomatik betrifft. Weitere kontrollierte Therapiestudien, die u. a. unterschiedliche Ansätze miteinander vergleichen (z. B. KVT vs. SSRIs) stehen jedoch noch aus.

6 Fallbeispiel

Vorstellungsanlass

Herr S. ist 35 Jahre alt, alleinstehend ohne Kinder. Aktuell ist er arbeitsunfähig. Er kommt aus eigenem Antrieb auf Empfehlung seiner Schwester. Er leide seit Jahren verstärkt unter Problemen mit seinem Aussehen: Er fühle sich hässlich, insbesondere die Beschaffenheit der Haut im Gesicht lasse ihm keine Ruhe. Sie sei pickelig, und darüber hinaus würde sie ständig „reißen", so dass er auch kleine Verletzungen habe. Er habe sich deswegen aus sozialen Kontakten stark zurückgezogen. Er habe ständig Angst, ihm könne etwas ins Gesicht fliegen, was dort weitere Schädigungen auslösen würde, oder dass er neue Pickel bekomme. Er würde nichts Fettiges essen, damit seine Haut „besser" werde. Sobald er neue Pickel oder Läsionen im Gesicht entdecke, müsse er sich mitunter stundenlang im Spiegel begutachten oder seine Haut abtasten und werde dabei oft sehr wütend auf sich, weil er nicht aufgepasst oder „etwas Falsches" gegessen habe. Er fühle sich deprimiert und habe Gedanken, sein Leben zu beenden, wenn sich seine Haut nicht bessern würde.

Psychopathologischer Befund und Psychometrik zu Behandlungsbeginn

Herr S. erschien bewusstseinsklar und in allen Qualitäten orientiert. Im Kontakt ist er freundlich und schilderte von sich aus offen und ausgiebig seine Symptome. Er wirkte hoffnungslos und schien gedanklich sehr stark mit den aktuellen Symptomen beschäftigt zu sein. Teilweise war er unruhig und unkonzentriert und erklärte selbst, dass ihn gerade ein neuer Pickel auf der Stirn beschäftige und er den Drang habe, in den Spiegel zu schauen. Es ergaben sich weder Hinweise auf mnestische Störungen, noch auf inhaltliche Denkstörungen, formal grübelt er. Er habe wiederholt lebensmüde Gedanken und in besonders verzweifelten Situationen auch schon einmal Methoden überlegt, sich das Leben zu nehmen. Er könne sich aber nicht vorstellen, sich tatsächlich etwas anzutun.

Das SKID-I-Interview ergab für Herrn S. die Diagnose einer rezidivierenden depressiven Störung, gegenwärtig leichte depressive Episode, sowie eine Körperdysmorphe Störung. In der SCL-90-R zeigte Herr S. eine leicht überdurchschnittliche psychische Belastung (T-Wert[4] von T = 63) bei einer leicht überdurchschnittlichen Anzahl von Symptomen (T = 61) und leicht überdurchschnittlicher Antwortintensität (T = 61). Im BDI II zeigte sich zum Zeitpunkt der Messung mit einem Rohwert von 24 ein Hinweis auf eine mittelschwere Depression. Im FLZ lag die „Allgemeine Lebenszufriedenheit" unterhalb der Norm (SN[5] = 2). Bei der störungsspezifischen Diagnostik ergab das BDDDM das Vorliegen einer KDS, in der BDD-YBOCS wurde ein Wert von 18 ermittelt, der deutlich über dem Cut-Off von ≤ 9 liegt. Im FKS erreichte Herr S. mit einem Rohwert von 20 ebenfalls ein Ergebnis deutlich oberhalb des Cut-Off-Wertes von 14.

Behandlung

Zu Beginn der Behandlung wurde gemeinsam mit Herrn S. das Erklärungsmodell für die Entstehung und Aufrechterhaltung der Störung erarbeitet. Während dieser ersten Therapiephase verstärkte sich das Sicherheits- und Vermeidungsverhalten des Patienten, er verließ nun z. B. das Haus nur noch bei dringender Notwendigkeit und zog sich draußen Schal und Kapuze so weit wie möglich vor das Gesicht. Herr S. verstand, dass die Angst durch diese Verhaltensweisen weiter zunahm, einem Abbau dieser Verhaltensweisen stand er jedoch zunächst sehr skeptisch gegenüber, weil er eine Verschlechterung seiner Haut befürchtete. Nach motivationaler Gesprächsführung konnte sich der Patient jedoch auf (zunächst einzelne) Verhaltensexperimente einlassen, die auch zur gewünschten Korrektur der dysfunktionalen Gedanken und einem schrittweisen Abbau der Sicherheitsverhaltensweisen führten. Ein angemessenerer Umgang mit Spiegeln konnte mit dem Patienten erarbeitet und nach und nach erfolgreich von ihm umgesetzt werden. Eine generelle Schwierigkeit in der Therapie bestand darin, dass Stimmung und Motivation von Herrn S. stark schwankten und er nur in „guten" Phasen mitarbeiten und einen Sinn in der Therapie sehen konnte, jedoch beispielsweise durch die Entdeckung neuer Hautprobleme in eine hoffnungslose Phase fiel und alle Anstrengungen aufgab. Durch MI ließen sich jedoch die hoffnungslosen Phasen

4 M = 50; SD = 10; Min = 20; Max = 80

5 M = 5; SD = 2; Min = 1; Max = 9

reduzieren, so dass er im späteren Therapieverlauf konstanter mitarbeiten konnte. Um die gefühlte Isolation zu durchbrechen und wieder in Kontakt mit anderen Personen treten zu können konnte sich Herr S. dann entscheiden, Expositionen mit Reaktionsverhinderungen zunächst therapeutengeleitet durchzuführen. Dabei wurde ein Einkauf zu Stoßzeiten in einem Supermarkt durchgeführt, bei dem der Patient sein Gesicht nicht verdecken und die Haut nicht abtasten durfte. Während die Angst zu Beginn der Exposition von Herrn S. auf 90 (Skala 0 bis 100) eingeschätzt wurde, sank sie nach dem ca. 40-minütigen Aufenthalt im Supermarkt auf 25 ab. Weitere Expositionsübungen unternahm Herr S. dann als Hausarbeit. Motiviert durch seine Erfolge konnte dann das Wahrnehmungsretraining durchgeführt werden. Auch hier arbeitete Herr S. gut mit, allerdings gelang es ihm bis zum Ende der Therapie nicht vollständig, sein Gesicht völlig wertfrei zu beschreiben. Nach eigenen Aussagen sei das jedoch für den Patienten in Ordnung, denn er könne nach dem Training sein Gesicht im Spiegel wieder mehr als Ganzes sehen, und würde nicht mehr nur auf die Haut fokussieren. Zum Ende der Therapie wurde mit dem Patienten eine Rückfallprophylaxe bei gestreckten Sitzungen durchgeführt.

Psychometrik zu Therapieende

In der SCL-90-R zeigte Herr S. durchgängig Werte innerhalb des Normbereiches. Im BDI II zeigte sich kein Hinweis auf eine klinisch relevante Depression mehr (Rohwert von 5). Im FLZ lag die „Allgemeine Lebenszufriedenheit" jedoch immer noch unterhalb der Norm (SN = 3). Bei der störungsspezifischen Diagnostik wurde in der BDD-YBOCS wurde ein Wert von 8 (knapp unterhalb des Cut-Off von ≤ 9) ermittelt. Im FKS erreichte Herr S. mit einem Rohwert von 12 ein Ergebnis unterhalb des Cut-Off-Wertes von 14.

7 Weiterführende Literatur

Für Therapeuten (Manuale):

Brunhoeber, S. (2009). *Kognitive Verhaltenstherapie bei Körperdysmorpher Störung. Ein Therapiemanual.* Göttingen: Hogrefe.

Veale, D. & Neziroglu, F. (2010). *Body dysmorphic disorder. A treatment manual.* Chichester: Wiley-Blackwell. http://doi.org/10.1002/9780470684610

Wilhelm, S., Phillips, K.A. & Steketee, G. (2013). *Cognitive-Behavioral Therapy for Body Dysmorphic Disorder. A Treatment Manual.* New York: Guilford Press.

Für Betroffene (Selbsthilfe):

Brunhoeber, S. (2013). *Keine Angst vorm Spiegel. Der Weg zur Körperakzeptanz*. Rabenau: Stillwasser.

Ritter, V. & Stangier, U. (2011). *Wenn das Spiegelbild zur Qual wird. Ein Ratgeber zur Körperdysmorphen Störung.* Göttingen: Hogrefe.

Wilhelm, S. (2011). *Fühl dich schön! Ein Selbsthilfeprogramm bei Problemen mit dem Körperbild.* Bern: Hans Huber.

8 Literatur

Allen, A. & Hollander, E. (2004). Similarities and differences between body dysmorphic disorder and other disorders. *Psychiatric Annals, 34*, 927–933. http://doi.org/10.3928/0048-5713-20041201-15

American Psychiatric Association (1980). *Diagnostic and Statistical Manual of Mental Disorders (DSM-III)*. Washington, DC: American Psychiatric Association.

American Psychiatric Association (1987). *Diagnostic and Statistical Manual of Mental Disorders, -revised (DSM-III-R)*. Washington, DC: American Psychiatric Association.

American Psychiatric Association (2013). *Diagnostic and Statistical Manual of Mental Disorders* (5th ed.). Arlington, VA: American Psychiatric Publishing. http://doi.org/10.1176/appi.books.9780890425596

American Psychiatric Association/Falkai, P. et al. (2015). *Diagnostisches und Statistisches Manual Psychischer Störungen DSM*-5. Göttingen: Hogrefe.

Arntz, A., Tiesema, M. & Kindt, M. (2007). Treatment of PTSD: A comparison of imaginal exposure with and without imagery rescripting. *Journal of Behavior Therapy and Experimental Psychiatry*, 345–370. http://doi.org/10.1016/j.jbtep.2007.10.006

Azrin, N. & Nunn, R. (1973). Habit-reversal: A method of eliminating nervous habits and tics. *Behaviour Research and Therapy, 11*, 619–628. http://doi.org/10.1016/0005-7967(73)90119-8

Bjornsson, A.S., Didie, E.R., Grant, J.E., Menard, W., Stalker, E. & Phillips, K.A. (2013). Age at onset and clinical correlates in body dysmorphic disorder. *Comprehensive Psychiatry, 54*, 893–903. http://doi.org/10.1016/j.comppsych.2013.03.019

Bleichhardt, G. & Martin, A. (2010). *Hypochondrie und Krankheitsangst* (Fortschritte der Psychotherapie, Bd. 41). Göttingen: Hogrefe.

Brohede, S., Wingren, G., Wijma, B. & Wijma, K. (2015). Prevalence of body dysmorphic disorder among Swedish women: A population-based study. *Comprehensive Psychiatry, 58*, 108–115. http://doi.org/10.1016/j.comppsych.2014.12.014

Brown, K.W., McGoldrick, T. & Buchanan, R. (1997). Body dysmorphic disorder: Seven cases treated with eye movement desensitization and reprocessing. *Behavioural and Cognitive Psychotherapy, 25*, 203–207. http://doi.org/10.1017/S1352465800018403

Brunhoeber, S. (2009). *Kognitive Verhaltenstherapie bei Körperdysmorpher Störung. Ein Therapiemanual.* Göttingen: Hogrefe.

Brunhoeber, S. & Maes, J. (2007). Diagnostik der Körperdysmorphen Störung. *Diagnostica, 53*, 17–32. http://doi.org/10.1026/0012-1924.53.1.17

Buhlmann, U. (2011). Treatment barriers for individuals with body dysmorphic disorder: An internet survey. *The Journal of Nervous and Mental Disease, 199*, 268–271. http://doi.org/10.1097/NMD.0b013e31821245ce

Buhlmann, U. (2014). The German version of the Brown Assessment of Beliefs Scale (BABS): Development and evaluation of its psychometric properties. *Comprehensive Psychiatry, 55*, 1968–1971. http://doi.org/10.1016/j.comppsych.2014.07.011

Buhlmann, U., Glaesmer, H., Mewes, R., Fama, J.M., Wilhelm, S., Brähler, E. & Rief, W. (2010). Updates on the prevalence of body dysmorphic disorder: A population-based survey. *Psychiatry Research, 178*, 171–175. http://doi.org/10.1016/j.psychres.2009.05.002

Buhlmann, U., Wilhelm, S., Glaesmer, H., Brähler, E. & Rief, W. (2009). Fragebogen körperdysmorpher Symptome (FKS): Ein Screening-Instrument. *Verhaltenstherapie, 19*, 237–242. http://doi.org/10.1159/000246278

Eisen, J.L., Phillips, K.A., Baer, L., Beer, D.A., Atala, K.D. & Rasmussen, S.A. (1998). The brown assessment of beliefs scale: Reliability and validity. *American Journal of Psychiatry, 155*, 102–108. http://doi.org/10.1176/ajp.155.1.102

Fang, A. & Hofmann, S.G. (2010). Relationship between social anxiety disorder and body dysmorphic disorder. *Clinical Psychology Review, 30*, 1040–1048. http://doi.org/10.1016/j.cpr.2010.08.001

Feusner, J.D., Neziroglu, F., Wilhelm, S., Mancusi, L. & Bohon, C. (2010). What causes BDD: research findings and a proposed model. *Psychiatric Annals, 40*, 349-355. http://doi.org/10.3928/00485713-20100701-08

Gournay, K., Veale, D. & Walburn, J. (1997). Body dysmorphic disorder: pilot randomized controlled trial of treatment; implications for nurse therapy research and practice. *Clinical Effectiveness in Nursing, 1*, 38–43. http://doi.org/10.1016/S1361-9004(97)80034-9

Grocholewski, A., Kliem, S. & Heinrichs, N. (2012). Selective attention to imagined facial ugliness is specific to body dysmorphic disorder. *Body Image, 9,* 261-269. http://doi.org/10.1016/j.bodyim.2012.01.002

Gunstad, J. & Phillips, K.A. (2003). Axis I comorbidity in body dysmorphic disorder. *Comprehensive Psychiatry, 44*, 270–276. http://doi.org/10.1016/S0010-440X(03)00088-9

Harrison, A., Fernandez de la Cruz, L., Enander, J., Radua, J. & Mataix-Cols, D. (2016). Cognitive-behavioral therapy for body dysmorphic disorder: A systematic review and meta-analysis of randomized controlled trials. *Clinical Psychology Review, 48*, 43–51. http://doi.org/10.1016/j.cpr.2016.05.007

Hartmann, A.S., Greenberg, J.L. & Wilhelm, S. (2013). The relationship between anorexia nervosa and body dysmorphic disorder. *Clinical Psychology Review, 3* (5), 675–685.

Hautzinger, M. (1998). *Depression* (Fortschritte der Psychotherapie, Bd. 4). Göttingen: Hogrefe.

Hollander, E., Allen, A., Kwon, J., Aronowitz, B., Schmeidler, J., Wong, C. & Simeon, D. (1999). Clomipramine vs desipramine crossover trial in body dysmorphic disorder: selective efficacy of a serotonin reuptake inhibitor in imagined ugliness. *Archives of General Psychiatry, 56*, 1033–1039. http://doi.org/10.1001/archpsyc.56.11.1033

Jacobi, C., Paul, T. & Thiel, A. (2004). *Essstörungen* (Fortschritte der Psychotherapie, Bd. 24). Göttingen: Hogrefe.

Janet P. (1903). *Les Obsessions et la Psychiasthénie* (2. Aufl.). Paris: Alcan.

Koran, L.M., Aboujaoude, E., Large, M.D. & Serpe, R.T. (2008). The prevalence of body dysmorphic disorder in the United States adult population. *CNS Spectrums, 13*, 316. http://doi.org/10.1017/S1092852900016436

Kraepelin, E. (1909). *Psychiatrie: Ein Lehrbuch für Studierende und Ärzte*. Leipzig: Barth.

Linde, J., Rück, C., Bjureberg, J., Ivanov, V.Z., Djurfeldt, D.R. & Ramnerö, J. (2015). Acceptance-based exposure therapy for body dysmorphic disorder: A pilot study. *Behavior Therapy, 46*, 423–431. http://doi.org/10.1016/j.beth.2015.05.002

McKay, D., Todaro, J., Neziroglu, F., Campisi, T., Moritz, E.K. & Yaryura-Tobias, J.A. (1997). Body dysmorphic disorder: A preliminary evaluation of treatment and maintenance using exposure with response prevention. *Behaviour Research and Therapy, 35*, 67–70. http://doi.org/10.1016/S0005-7967(96)00082-4

Phillips, K.A. (2005a). Olanzapine augmentation of fluoxetine in body dysmorphic disorder. *American Journal of Psychiatry, 162*, 1022–1023. http://doi.org/10.1176/appi.ajp.162.5.1022-a

Phillips, K.A. (2005b). Placebo-controlled study of pimozide augmentation of fluoxetine in body dysmorphic disorder. *American Journal of Psychiatry, 162*, 377–379. http://doi.org/10.1176/appi.ajp.162.2.377

Phillips, K.A. (2005c). *The broken mirror: Understanding and treating body dymorphic disorder (rev. ed.)*. USA: Oxford University Press.

Phillips, K.A., Hollander, E., Rasmussen, S.A. & Aronowitz, B.R. (1997). A severity rating scale for body dysmorphic disorder: Development, reliability, and validity of a modified version of the Yale-Brown Obsessive Compulsive Scale. *Psychopharmacology Bulletin, 33*, 17.

Phillips, K.A., Keshaviah, A., Dougherty, D.D., Stout, R.L., Menard, W. & Wilhelm, S. (2016). Pharmacotherapy Relapse Prevention in Body Dysmorphic Disorder: A Double-Blind, Placebo-Controlled Trial. *American Journal of Psychiatry*. http://doi.org/10.1176/appi.ajp.2016.15091243

Phillips, K.A., McElroy, S.L., Keck, P.E., Pope, H.G. & Hudson, J.I. (1993). Body dysmorphic disorder: 30 cases of imagined ugliness. *American Journal of Psychiatry, 150*, 302–308. http://doi.org/10.1176/ajp.151.3.461-a

Phillips, K.A., Pagano, M., Menard, W. & Stout, R.L. (2006). A 12-month follow-up study of the course of body dysmorphic disorder. *American Journal of Psychiatry, 163*, 907–912. http://doi.org/10.1176/ajp.2006.163.5.907

Pope, C.G., Pope, H.G., Menard, W., Fay, C., Olivardia, R. & Phillips, K.A. (2005). Clinical features of muscle dysmorphia among males with body dysmorphic disorder. *Body Image, 2*, 395–400. http://doi.org/10.1016/j.bodyim.2005.09.001

Pope, H.G., Gruber, A.J., Choi, P., Olivardia, R. & Phillips, K.A. (1997). Muscle dysmorphia: An underrecognized form of body dysmorphic disorder. *Psychosomatics, 38*, 548–557. http://doi.org/10.1016/S0033-3182(97)71400-2

Rabiei, M., Mulkens, S., Kalantari, M., Molavi, H. & Bahrami, F. (2012). Metacognitive therapy for body dysmorphic disorder patients in Iran: acceptability and proof of concept. *Journal of Behavior Therapy and Experimental Psychiatry, 43*, 724–729. http://doi.org/10.1016/j.jbtep.2011.09.013

Reinecker, H. (2009). *Zwangshandlungen und Zwangsgedanken* (Fortschritte der Psychotherapie, Bd. 38). Göttingen: Hogrefe.

Richards, D. (2011). Prevalence and clinical course of depression: a review. *Clinical Psychology Review, 31*, 1117–1125. http://doi.org/10.1016/j.cpr.2011.07.004

Rief, W., Buhlmann, U., Wilhelm, S., Borkenhagen, A. & Brähler, E. (2006). The prevalence of body dysmorphic disorder: a population-based survey. *Psychological Medicine, 36*, 877–885. http://doi.org/10.1017/S0033291706007264

Ritter, V., Lehmann, A. & Stangier, U. (2016). *Deutsche Übersetzung und Adaptation des Body Dysmorphic Disorder Diagnostic Module (BDDDM) von K.A. Phillips (Belmont, MA: McLean Hospital, 1995) in Anlehnung an DSM-5*. Unveröffentlichtes Manuskript, Goethe Universität Frankfurt.

Ritter, V. & Stangier, U. (2016). Seeing in the mind's eye: Imagery rescripting for patients with body dysmorphic disorder. A single case series. *Journal of Behavior Therapy and Experimental Psychiatry, 50*, 187–195. http://doi.org/10.1016/j.jbtep.2015.07.007

Rosen, J.C., Reiter, J. & Orosan, P. (1995). Cognitive-behavioral body image therapy for body dysmorphic disorder. *Journal of Consulting and Clinical Psychology, 63*, 263. http://psycnet.apa.org/doi/10.1037/0022-006X.63.2.263

Ruffolo, J., Phillips, K.A., Menard, W., Fay, C. & Weisberg, R.B. (2006). Comorbidity of body dysmorphic disorder and eating disorders: severity of psychopathology and body image disturbance. *International Journal of Eating Disorders, 39*, 11–19. http://doi.org/10.1002/eat.20219

Schieber, K., Kollei, I., de Zwaan, M. & Martin, A. (2015). Classification of body dysmorphic disorder – What is the advantage of the new DSM-5 criteria? *Journal of Psychosomatic Research, 78*, 223–227. http://doi.org/10.1016/j.jpsychores.2015.01.002

Smucker, M.R., Reschke, K. & Kögel, B. (2008). *Imagery rescripting and reprocessing therapy. Behandlungsmanual für Typ I Trauma*. Aachen: Shaker.

Stangier, U., Clark, D.M., Ginzburg, D.M. & Ehlers, A. (2016). *Soziale Angststörung* (Fortschritte der Psychotherapie, Bd. 28, 2. Aufl.). Göttingen: Hogrefe.

Stangier, U. & Gieler, U. (1997). Somatoforme Störungen in der Dermatologie. *Psychotherapie, 2*, 91–101.

Stangier, U., Hungerbühler, R., Meyer, A. & Wolter, M. (2000). Diagnostische Erfassung der Körperdysmorphen Störung: Eine Pilotstudie. *Der Nervenarzt, 71*, 876–884. http://doi.org/0.1007/s001150050678

Svaldi, J. & Tuschen-Caffier, B. (2018). *Bulimia nervosa* (Fortschritte der Psychotherapie, Bd. 71). Göttingen: Hogrefe.

Taillon, A., O'Connor, K., Dupuis, G. & Lavoie, M. (2013). Inference-Based Therapy for Body Dysmorphic Disorder. *Clinical Psychology and Psychotherapy, 20*, 67–76. http://doi.org/10.1002/cpp.767

Teismann, T. & Dorrmann, W. (2014). *Suizidalität* (Fortschritte der Psychotherapie, Bd. 54). Göttingen: Hogrefe.

Thess, K. (2014). Körperdysmorphe Störung. *Die Psychodynamische Psychotherapie, 13*, 176–191.

Tuschen-Caffier, B. & Hilbert, A. (2016). *Binge-Eating-Störung* (Fortschritte der Psychotherapie, Bd. 62). Göttingen: Hogrefe. http://doi.org/10.1026/02058-000

Uzun, Ö. & Özdemir, B. (2010). Aripiprazole as an augmentation agent in treatment-resistant body dysmorphic disorder. *Clinical Drug Investigation, 30*, 707–710. http://doi.org/10.2165/11536730-000000000-00000

Veale, D. (2002). Over-valued ideas: a conceptual analysis. *Behaviour Research and Therapy, 40*, 383–400. http://doi.org/10.1016/S0005-7967(01)00016-X

Veale, D. (2004). Advances in a cognitive behavioural model of body dysmorphic disorder. *Body Image, 1*, 113–125. http://doi.org/10.1016/S1740-1445(03)00009-3

Veale, D., Gledhill, L.J., Christodoulou, P. & Hodsoll, J. (2016). Body dysmorphic disorder in different settings: A systematic review and estimated weighted prevalence. *Body Image, 18*, 168–186. http://doi.org/10.1016/j.bodyim.2016.07.003

Veale, D., Gournay, K., Dryden, W., Boocock, A., Shah, F., Willson, R. & Walburn, J. (1996). Body dysmorphic disorder: A cognitive behavioural model and pilot randomised controlled trial. *Behaviour Research and Therapy, 34*, 717–729. http://doi.org/10.1016/0005-7967(96)00025-3

Veale, D. & Neziroglu, F. (2010). *Body dysmorphic disorder: A treatment manual.* Chichester: Wiley-Blackwell. http://doi.org/10.1002/9780470684610

Wilhelm, S., Phillips, K.A., Didie, E., Buhlmann, U., Greenberg, J.L., Fama, J.M., Keshaviah, A. & Steketee, G. (2014). Modular cognitive-behavioral therapy for body dysmorphic disorder: A randomized controlled trial. *Behavior Therapy, 45*, 314–327. http://doi.org/10.1016/j.beth.2013.12.007

Wilhelm, S., Phillips, K.A. & Steketee, G. (2013). *Cognitive-Behavioral Therapy for Body Dysmorphic Disorder: A Treatment Manual.* New York: Guilford Press.

Williams, J., Hadjistavropoulos, T. & Sharpe, D. (2006). A meta-analysis of psychological and pharmacological treatments for body dysmorphic disorder. *Behaviour Research and Therapy, 44* (1), 99–111. http://doi.org/10.1016/j.brat.2004.12.006

Willson, R., Veale, D. & Freeston, M. (2016). Imagery Rescripting for Body Dysmorphic Disorder: A Multiple-Baseline Single-Case Experimental Design. *Behavior Therapy, 47*, 248–261. http://doi.org/10.1016/j.beth.2015.08.006

Wittchen, H.U., Wunderlich, U., Gruschwitz, S. & Zaudig, M. (1997). *Strukturiertes Klinisches Interview für DSM-IV. Achse I: Psychische Störungen).* Göttingen: Hogrefe.

World Health Organization. (1992). *International statistical classification of disease and related health problems, Tenth Revision (ICD-10).* Geneva: World Health Organization.

9 Anhang

Informationsblatt für Betroffene

Körperdysmorphe Störung – was ist das?

Von einer Körperdysmorphen Störung (kurz: KDS) spricht man, wenn sich die davon Betroffenen übermäßig stark gedanklich mit einem (oder mehreren) Makel in ihrem Aussehen beschäftigen, obwohl andere Menschen den wahrgenommenen Makel nicht oder kaum wahrnehmen. Menschen mit KDS fühlen sich oft hässlich, gehemmt, oder dass sie irgendwie „nicht richtig" sind. Häufig führen sie ritualisierte Verhaltensweisen durch, denen sie nur schlecht widerstehen können (wie zum Beispiel das wiederholte Überprüfen des Aussehens im Spiegel). Manche haben auch den starken Wunsch, ihr Aussehen dauerhaft zu verändern und eine „Schönheitsoperation" durchführen zu lassen, deren Ergebnis dann aber meistens nicht zufriedenstellend ausfällt. Wegen der großen Scham, beispielsweise als eitel oder narzisstisch zu gelten, fällt es vielen Betroffenen schwer, sich anderen Menschen anzuvertrauen. Auch den Gang zum Psychotherapeuten oder Psychiater scheuen viele, entweder aus Scham oder weil sie sich nur schwer vorstellen können, was ihnen eine Therapie bringen könnte, da diese ja nicht das Aussehen direkt beeinflussen kann.

Welchen Einfluss hat die KDS auf das Leben Betroffener?

Das Ausmaß, zu dem die KDS das Leben der Betroffenen beeinflussen kann, variiert von leicht bis sehr stark. Das hängt u.a. davon ab, wie schwer ausgeprägt die Störung ist, wie früh sie beginnt, und ob der oder die wahrgenommenen Makel vor anderen versteckt werden können. Studien zeigen, dass Menschen mit (versus ohne) KDS häufiger alleinstehend oder geschieden sind. Manchmal sind Betroffene auch nicht in der Lage, zur Schule, Universität oder Arbeitsstelle zu gehen, aus Angst, von anderen gesehen und negativ bewertet zu werden. Betroffene, bei denen die KDS früh angefangen hat, bleiben, was den Stand der Ausbildung betrifft, häufig hinter ihren Möglichkeiten zurück. Schließlich kann es zur vollständigen Isolation kommen – eine Depression kommt dann häufig zusätzlich noch dazu.

Bin ich ein „Einzelschicksal"?

Die KDS ist nicht so selten, wie viele zunächst denken – ungefähr 2% der Allgemeinbevölkerung sind aktuell davon betroffen, und das weltweit. Es kann aber sein, dass noch deutlich mehr Menschen an KDS leiden, weil viele aus Scham ihre Befürchtungen über ihr Aussehen verschweigen.

Es sind ungefähr gleich viele Frauen und Männer betroffen. Der größte Unterschied liegt häufig darin, welcher Teil des Körpers als hässlich empfunden wird. Während bei Frauen häufig Brust, Hüften, Gewicht und Beine im Fokus stehen, sind es bei Männern die Geheimratsecken und die Statur / Muskulatur. Die häufigsten wahrgenommenen Makel, die beide Geschlechter betreffen, sind Haut, Nase, Haare, Augen, Kinn, Lippen oder der Körperbau. Die meisten Menschen mit KDS haben mehr als einen subjektiven Makel.

In welchem Alter beginnt die KDS?

Bei den meisten beginnt die KDS in der Adoleszenz, einer Zeit, in der sich der Körper auch vom Aussehen her stark verändert. Manche berichten aber auch über einen Beginn in der Kindheit oder später im Erwachsenenalter. Viele Betroffene leiden oft jahrelang unter ihren Sorgen, bevor sie in psychotherapeutische Behandlung kommen, auch deshalb, weil sie vorher Behandlungen ausprobieren, die dazu dienen sollen, den Makel positiv zu beeinflussen (z. B. Hautarzt, Kosmetikerinnen, Zahnärzte, ästhetisch-plastische Chirurgen). Wenn dann der Schritt unternommen wurde, psychotherapeutische Hilfe in Anspruch zu nehmen, wird aus Scham oft verschwiegen, dass das Problem ein subjektiver Makel im Aussehen ist; stattdessen werden häufig andere Problembereiche wie zum Beispiel die depressive Stimmung oder allgemeine soziale Ängstlichkeit thematisiert.

Welche Möglichkeiten gibt es, KDS zu behandeln?

Mittlerweile existieren mehrere psychotherapeutische Behandlungsmöglichkeiten, die auch wissenschaftlich auf ihre Wirksamkeit hin überprüft wurden. Besonders die Kognitive Verhaltenstherapie (KVT) konnte ihre Wirksamkeit belegen und bereits vielen Betroffenen helfen. Auch eine medikamentöse Therapie mit Antidepressiva, besonders aus der Klasse der selektiven Serotonin-Wiederaufnahmehemmern (SSRI), kann die Symptome lindern, und ist bei einem schweren Verlauf der KDS unterstützend zur KVT von großer Bedeutung. Medizinische Behandlungen oder Medikamente, die darauf abzielen, den wahrgenommenen Makel zu korrigieren (z.B. Hautarzt, Kosmetikerin, Zahnarzt, ästhetisch-plastische Chirurgen, Anti-Pickel-Creme, Anabolika zum Muskelaufbau) zeigen hingegen meistens keine Wirkung oder verstärken sogar die Symptomatik.

Informationsblatt für Angehörige

Wie äußert sich eine Körperdysmorphe Störung?

Von einer Körperdysmorphen Störung (kurz: KDS) spricht man, wenn sich die davon Betroffenen übermäßig stark gedanklich mit einem (oder mehreren) Makel in ihrem Aussehen beschäftigen, obwohl andere Menschen, unter anderem auch Sie als Partner, Eltern oder Freunde, den wahrgenommenen Makel nicht oder kaum wahrnehmen. Menschen mit KDS fühlen sich oft hässlich, gehemmt, oder dass sie irgendwie „nicht richtig" sind. Häufig führen sie ritualisierte Verhaltensweisen durch, denen sie kaum widerstehen können (wie zum Beispiel das wiederholte Überprüfen des Aussehens im Spiegel). Manche haben auch den starken Wunsch, ihr Aussehen dauerhaft zu verändern und eine „Schönheitsoperation" durchführen zu lassen, deren Ergebnis dann aber meistens nicht zufriedenstellend ausfällt. Für Sie als Angehöriger kann besonders auffällig sein, dass der Betroffene wiederholt um Ihre Bestätigung hinsichtlich seines Aussehens bittet oder dass er Sie ständig versetzt, wenn Sie etwas unternehmen wollen, z.B. weil er sich noch zurechtmachen muss.

Auswirkungen der Körperdysmorphen Störung auf Angehörige

Die Auswirkungen der KDS können für Sie als Angehöriger sehr belastend sein. Einerseits kann es Sie auf Dauer ärgern, Ihren Angehörigen wiederholt bezüglich seines Aussehens beruhigen zu müssen, ohne dass es scheinbar zu einer Veränderung in dessen Wahrnehmung führt. Andererseits kann es für Sie auch schwer sein, Außenstehenden immer wieder erklären zu müssen, wieso Sie alleine kommen, weil sich Ihr Angehöriger nicht dazu in der Lage sieht, mitzukommen. Vielleicht sind Sie es auch leid, Ihren Angehörigen ständig zum Gang zur Schule oder Arbeit motivieren zu müssen. Allerdings wird es für Sie wahrscheinlich auch sehr schmerzhaft sein, zusehen zu müssen, wie belastet Ihr Angehöriger ist und teilweise vielleicht mit Depression und Suizidgedanken kämpft. Wahrscheinlich wurden Sie durch die Erfahrungen mit Ihrem Angehörigen schon mit unterschiedlichen Gefühlen wie Verwirrung, Angst, Wut, Hilfslosigkeit, Traurigkeit und Schuld konfrontiert.

Vielleicht haben Sie schon lange gefühlt, dass es ein Problem gibt, aber waren verunsichert und konnten es nicht genau identifizieren. Die Symptome der KDS können Symptomen anderer psychischen Störungen (beispielsweise Soziale Angststörung, Zwangsstörung oder Depression) sehr ähnlich sein, was das Erkennen der KDS-Symptome zusätzlich schwierig macht. Zudem sind die Betroffenen oft peinlich berührt von ihren Sorgen und fürchten, dass sie für oberflächlich gehalten werden. Aus diesem Grund vertrauen sich wenige anderen Menschen – nicht mal ihren engsten Angehörigen – wirklich an.

Wie kann den Betroffenen professionell geholfen werden?

Mittlerweile existieren mehrere psychotherapeutische Behandlungsmöglichkeiten, die auch wissenschaftlich auf ihre Wirksamkeit hin überprüft wurden. Besonders die Kognitive Verhaltenstherapie (KVT) konnte ihre Wirksamkeit belegen und bereits vielen Betroffenen helfen. Auch eine medikamentöse Therapie mit Antidepressiva, besonders aus der Klasse der selektiven Serotonin-Wiederaufnahmehemmern (SSRI), kann die Symptome lindern und ist bei einem schweren Verlauf der KDS unterstützend zur KVT von großer Bedeutung. Medizinische Behandlungen oder Medikamente, die darauf abzielen, den wahrgenommenen Makel zu korrigieren (z.B. Hautarzt, Kosmetikerin, Zahnarzt, ästhetisch-plastische Chirurgen, Anti-Pickel-Creme, Anabolika zum Muskelaufbau) zeigen hingegen meistens keine Wirkung oder verschlechtern sogar die Symptomatik.

Wenn Sie dieses Informationsblatt in den Händen halten, wird Ihr Angehöriger wahrscheinlich bereits eine Psychotherapie begonnen haben oder steht kurz davor. Sollte das nicht der Fall sein, haben Sie vermutlich den Wunsch, ihn dazu zu motivieren. Dies kann sich sehr schwierig gestalten, da es die Beziehung belasten und dazu führen kann, dass die Diskussion dieses Themas komplett verweigert wird. Im folgenden Abschnitt finden Sie einige Tipps, wie Sie das Thema vorsichtig anschneiden können. Darüber hinaus sind auch Tipps zum hilfreichen Umgang mit Ihrem Angehörigen zusammengefasst.

Was können Sie als Angehöriger tun?

Zunächst ist es wichtig zu verstehen, dass das Aufsuchen von psychotherapeutischer Unterstützung sehr angsteinflößend sein kann, weil Betroffene oftmals zunächst nicht einschätzen können, was in einer Therapie passiert. Es ist also viel Geduld und eine Betonung der eigenen Entscheidung für die Aufnahme einer Therapie gefordert. Unterstreichen Sie vor allem, wie der Betroffene hinsichtlich seiner Sorgen über sein Aussehen von einer Behandlung profitieren könnte. Versuchen Sie darüber hinaus ein guter Zuhörer zu sein: Das kann schon helfen, dass Ihr Angehöriger sich verstandener fühlt. Versuchen Sie zudem zu akzeptieren, dass es bei der KDS bessere und weniger gute Tage gibt, und wählen Sie den Tag, an dem Sie die Idee der Behandlung ansprechen, entsprechend. Diese Zurückhaltung sollten Sie allerdings ablegen, wenn Ihr Angehöriger beginnt, über Suizidgedanken und -pläne zu sprechen bzw. wenn Sie Grund zu der Annahme haben, dass Ihr Angehöriger suizidal ist: Nehmen Sie diese ernst und suchen Sie mit ihm sofort professionelle Hilfe auf.

Im Alltag sollten Sie versuchen, Hilfsbereitschaft zu signalisieren und mit dem Betroffenen abzusprechen, wie Sie ihn am besten unterstützen können (beispielsweise indem Sie ihn an das Durchführen der therapeutischen

Hausaufgaben erinnern). Versuchen Sie Ihr eigenes Verhaltens gegenüber Ihrem Angehörigen zu analysieren: Reagieren Sie zunehmend ärgerlich oder versuchen Sie dem Betroffenen alles abzunehmen? Versuchen Sie eine Balance zu finden, die auch für Sie tragbar ist. Besonders wichtig ist, dass Sie mit dem Betroffenen absprechen, dass Sie das Rückversichern bezüglich des Aussehens in Zukunft unterlassen werden. Auch sollten Sie nach Absprache mit dem Betroffenen seine Rituale (z.B. das stundenlange Überprüfen im Spiegel) und das Vermeidungsverhalten nicht unterstützen, da es die Symptomatik aufrechterhält. Versuchen Sie nicht wütend zu werden, wenn Ihr Angehöriger seine therapeutischen Hausaufgaben zunächst nicht schafft oder sich zeitweise der Hilfesuche entgegenstellt.

Denken Sie bitte daran, dass Sie nicht an der Störung Ihres Angehörigen Schuld sind. Vielleicht kann es für Sie hilfreich sein, sich selbst Hilfe zu suchen, da es sehr schmerzhaft sein kann, einen geliebten Menschen in seinem Leid beobachten zu müssen. Denken Sie daran, dass Sie nicht Ihr eigenes Glück opfern müssen. Versuchen Sie auf sich selbst zu achten und sich etwas Gutes zu tun. Wenn Sie gesund und zufrieden sind, haben Sie wieder mehr Kraft, Ihren Angehörigen zu unterstützen.

Arbeitsblatt 1: Störungsmodell der Körperdysmorphen Störung[6]

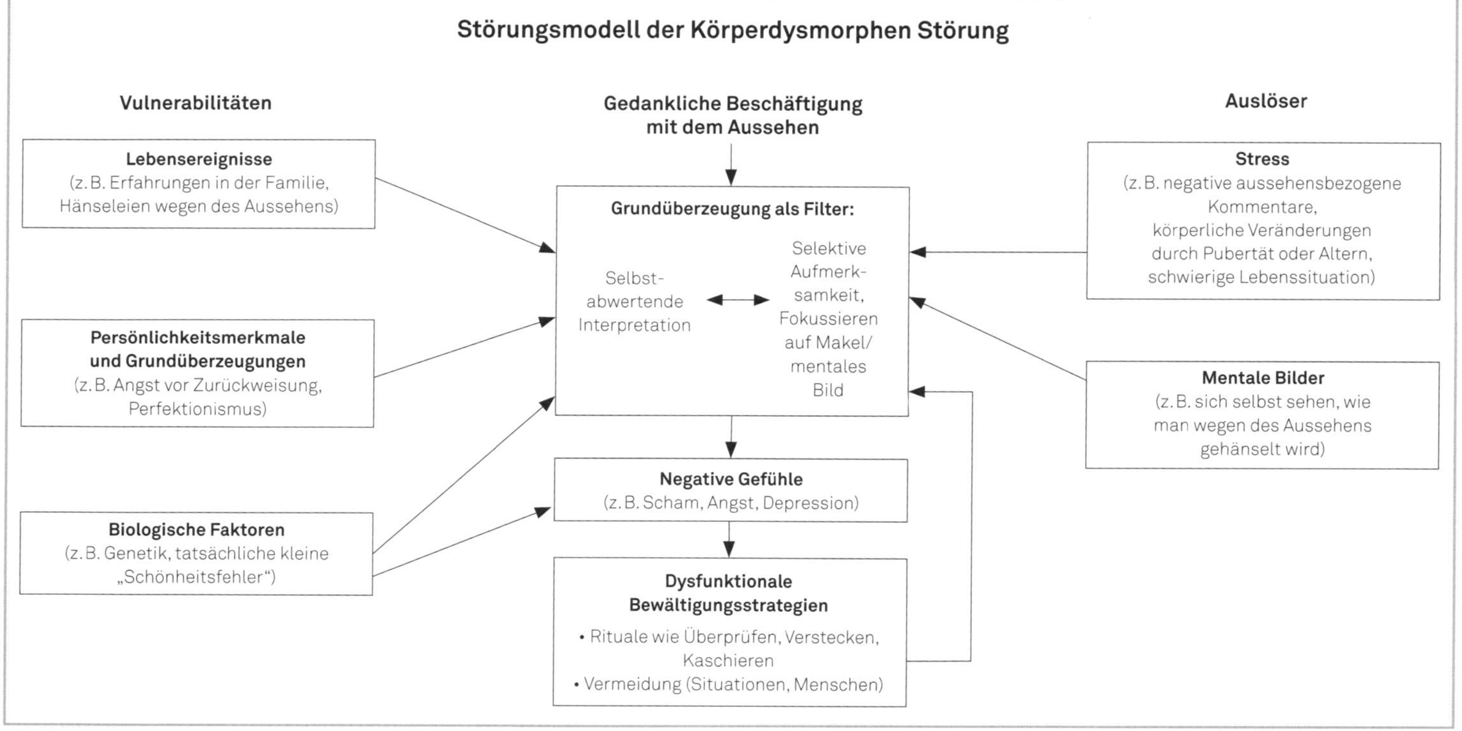

6 © in Anlehnung an Wilhelm (2011). Abdruck erfolgt mit Genehmigung.

Arbeitsblatt 2: Gedankentagebuch

Wann (Datum, Uhrzeit)	Situation	Gedanke	Gefühl	Stärke des Gefühls (0-100)
Beispiel: Montag, 11. Juli, 7:00 Uhr	Zu Hause beim Haare föhnen vor dem Spiegel	„Die Haare sehen aus wie Sauerkraut“	Wut	70

Arbeitsblatt 3: Pro und Kontra (1)

Alternative 1: ____________________

	Pro	**Kontra**
Für mich: **Kurzfristig**		
Für andere: **Kurzfristig**		
Für mich: **Langfristig**		
Für andere: **Langfristig**		

Arbeitsblatt 3: Pro und Kontra (2)

Alternative 2: ______________________________

	Pro	Kontra
Für mich: **Kurzfristig**		
Für andere: **Kurzfristig**		
Für mich: **Langfristig**		
Für andere: **Langfristig**		

Arbeitsblatt 4: Angstbesetzte Situationen[7]

Als belastend empfundene Situationen	Ausmaß der Belastung (0–100)	Ausmaß der Vermeidung (0–100)
1.		
2.		
3.		
4.		
5.		
6.		
7.		
8.		
9.		
10.		
11.		
12.		
13.		
14.		
15.		

7 © aus Wilhelm (2011). Abdruck erfolgt mit Genehmigung.

Arbeitsblatt 5: Vorbereitung auf die Exposition[8]

1. Belastende Situation (möglichst konkret beschreiben):

Welcher Aspekt der Situation belastet mich am meisten?

Auf welche subtilen Vermeidungsstrategien muss ich achten?

2. Vorbereitung zu meinen Gedanken:

Negative Gedanken / Vorhersagen:

Alternative Gedanken:

3. Ziele für die Exposition – Woran werde ich erkennen, dass ich es gut gemacht habe? (Objektive Kriterien):

8 © aus Wilhelm (2011). Abdruck erfolgt mit Genehmigung.

Arbeitsblatt 6: Bewertung der Exposition[9]

Datum: ____________________

Exposition (stichpunktartig): ____

Einschätzung der Belastung: Anfang: ______ Mitte: ______ Ende: ______

Einschätzung meiner Bemühungen

Habe ich mein/e Ziel/e erreicht?

____

____

____

____

Haben sich meine negativen Gedanken / Vorhersagen bewahrheitet?

____

____

____

Was habe ich gelernt?

____

____

____

Wie werde ich mich belohnen?

____

____

____

9 © aus Wilhelm (2011). Abdruck erfolgt mit Genehmigung.

Arbeitsblatt 7: Ritualtagebuch[10]

Datum/Zeit	Auslösende Situation	Ritual	Gedanken	Gefühle	Verbrachte Zeit

10 © aus Wilhelm (2011). Abdruck erfolgt mit Genehmigung